外科疾病诊疗与护理实践应用

主　编　李文娟　　王春雷　　张迎春

马　泓　　张福田　　李培玲

副主编　谢雨霏　　徐文琴　　王春晓

温海勤　　陈彦彦　　李颖颖

向华梅　　陈　博

汕頭大學出版社

图书在版编目（CIP）数据

外科疾病诊疗与护理实践应用 / 李文娟等主编．

汕头：汕头大学出版社，2024．7． -- ISBN 978-7-5658-5374-6

Ⅰ．R6；R473.6

中国国家版本馆 CIP 数据核字第 20247AB124 号

外科疾病诊疗与护理实践应用
WAIKE JIBING ZHENLIAO YU HULI SHIJIAN YINGYONG

主　　编：李文娟　王春雷　张迎春　马　泓　张福田　李培玲
责任编辑：郑舜钦
责任技编：黄东生
封面设计：周书意
出版发行：汕头大学出版社
　　　　　广东省汕头市大学路 243 号汕头大学校园内　邮政编码：515063
电　　话：0754-82904613
印　　刷：河北朗祥印刷有限公司
开　　本：787mm×1092mm　1/16
印　　张：9.25
字　　数：190 千字
版　　次：2024 年 7 月第 1 版
印　　次：2025 年 1 月第 1 次印刷
定　　价：88.00 元
ISBN 978-7-5658-5374-6

前　言

随着现代医学技术的迅猛发展，外科疾病的诊断治疗以及护理水平飞速上升，许多新理论、新观点、新技术和新疗法不断问世，这就要求临床医师既要有坚实的理论基础、正确规范的诊疗行为，又要有熟练的操作技能。但外科又是一个风险性较大的专业，规范的诊疗行为将会极大地减少和避免临床工作中的诊治失误。这就促使外科临床医师要坚持不懈地努力学习、刻苦钻研，更快更好地掌握、更新相关领域的知识，以提高自身的医疗水平。为此，我们广泛搜集国内外近期文献，认真总结自身经验，编写了本书。

本书围绕"外科疾病诊疗与护理实践应用"这一主题，以各类外科疾病的诊疗与护理为切入点，由浅入深地阐述了乳腺外科疾病诊疗与护理、颅脑外科疾病诊疗与护理、泌尿外科疾病诊疗与护理、胸外科疾病诊疗与护理、血管外科疾病诊疗与护理、骨外科疾病诊疗与护理，全方面诠释了外科疾病诊疗与护理实践应用。本书内容翔实、条理清晰、逻辑合理，兼具理论性与实践性，适用于从事相关工作与研究的专业人员。

虽然本书的各位编写者尽心尽力，查阅了大量参考文献，期望能体现本书的科学与严谨，但是由于编写者的水平所限，本书仍难免有疏漏偏颇，如有不妥之处，敬请广大读者批评指正。

目 录 ///

第一章 乳腺外科疾病诊疗与护理

乳房疾病是女性的常见疾病，包括乳房组织结构异常、感染和肿瘤等。由于乳房是女性的第二性征器官，因此，当乳房发生疾病，尤其是需要外科治疗时，不仅会影响女性的生理健康，也会对其心理及社会功能产生较大影响。

第一节 急性乳腺炎

急性乳腺炎是乳腺的急性化脓性感染，多见于产后哺乳期女性，尤以初产妇多见，往往发生在产后 3~4 周。

一、临床表现

患侧乳房胀痛，局部红、肿、发热，有压痛性肿块。一般在数日后可形成单房或多房性脓肿。表浅脓肿可向外破溃或破入乳管自乳头流出；深部脓肿可缓慢向外破溃，也可向深部穿至乳房与胸肌间的疏松组织中，形成乳房后脓肿。患者常有患侧腋窝淋巴结肿大和触痛。因乳房血管丰富，患者早期可有寒战、高热和脉搏加快等脓毒血症表现。

二、辅助检查

(一) 实验室检查

血常规可见白细胞计数及中性粒细胞比值升高，或 C 反应蛋白（creactive protein，CRP）升高。

(二) 诊断性穿刺

在乳房肿块压痛最明显的区域或在超声定位下穿刺，若抽出脓液可确定脓肿形成，脓液应做细菌培养及药物敏感试验。

三、处理原则

消除感染，排空乳汁。脓肿形成前应以抗生素治疗为主，脓肿形成后则需及时行脓肿切开引流。

(一) 非手术治疗

1. 局部处理

局部外敷金黄散或鱼石脂软膏可促进炎症消退。皮肤水肿明显者可用25%硫酸镁湿热敷，但禁用于皮肤破损处。有效的乳房按摩可以排出淤积的乳汁、刺激泌乳反射、保持乳管通畅和减轻乳房肿胀，但在乳房严重水肿时应避免局部直接按摩，应在该乳腺导管走行的其他无肿胀区域进行适当力度的按摩。

2. 应用抗生素

在取得药物敏感试验结果前，推荐使用青霉素治疗，或用耐青霉素酶的苯唑西林钠（新青霉素Ⅱ），或头孢一代抗生素，如头孢拉定。在青霉素或头孢菌素过敏时，建议使用大环内酯类，如红霉素、阿奇霉素等，随后可根据细菌培养结果和药物敏感试验选择相应抗生素。抗生素应足量、足疗程使用，推荐使用疗程为 10～14 天。

3. 终止乳汁分泌

一般不停止哺乳，因停止哺乳不仅影响婴儿喂养，还可导致乳汁淤积。但病侧乳房应停止哺乳，并以吸乳器吸尽乳汁。若感染严重或脓肿引流后并发乳瘘，应终止哺乳，可服用炒麦芽、溴隐亭或己烯雌酚等促进回乳。

4. 中药治疗

可服用蒲公英、野菊花等清热解毒类中药。

(二) 手术治疗

脓肿形成后，及时在超声引导下穿刺抽吸脓液，必要时可切开引流。乳腺的每一个腺叶都有其单独的乳管，腺叶和乳管均以乳头为中心呈放射状排列。为避免损伤乳管形成乳瘘，应做放射状切口。乳晕部脓肿应沿乳晕边缘做弧形切口。乳房深部脓肿或乳房后脓肿可沿乳房下缘做弧形切口。

四、护理措施

(一) 非手术治疗的护理 / 术前护理

1. 一般护理

保证充分休息，避免过度紧张和劳累。摄入充足的食物、液体和维生素 C。对发热者给予物理或药物降温。

2. 排空乳汁

①鼓励哺乳者继续用健侧乳房哺乳。若婴儿无法顺利吸出乳汁或医嘱建议暂停哺乳，则用手挤出或用吸乳器吸出乳汁。②在哺乳前热敷乳房，但在局部明显红肿的情况下不推荐局部热敷。③在婴儿吸吮间期，用手指从阻塞部位腺管上方向乳头方向轻柔按摩，以帮助解除阻塞。④变换不同的哺乳姿势或托起一侧乳房哺乳，以促进乳汁排出。

3. 配合治疗

遵医嘱局部用药，口服抗生素或中药以控制感染，必要时终止哺乳。因某些药物可从乳汁分泌，用药后应遵医嘱决定是否暂停哺乳。

4. 缓解疼痛

①局部托起：用宽松胸罩托起患乳，以减轻疼痛和肿胀。②热敷、药物外敷或理疗：以促进局部血液循环和炎症消散。③使用药物：遵医嘱服用对乙酰氨基酚或布洛芬镇痛。

(二) 术后护理

脓肿切开引流后保持引流通畅，密切观察引流液颜色、性状、量及气味的变化，定时更换伤口敷料。

(三) 健康教育

(1) 保持婴儿口腔卫生，及时治疗口腔炎症。

(2) 保持乳头清洁。每日清水擦洗乳房 1 ~ 2 次，避免过多清洗和用肥皂清洗。

(3) 养成良好哺乳习惯。产后尽早开始哺乳，按需哺乳。哺乳时避免手指压住腺管，以免影响乳汁排出，每次哺乳时将乳汁吸净。

(4) 纠正乳头内陷。乳头内陷者在妊娠期和哺乳期每日挤捏、提拉乳头，矫正内陷。

（5）预防和处理乳头破损。①预防：让婴儿用正确姿势含接乳头和乳晕，防止乳头皲裂；不让婴儿含着乳头睡觉；哺乳后涂抹乳汁或天然羊毛脂乳头修护霜以保护乳头皮肤，哺乳前不需擦掉，让婴儿直接吸吮；使用亲密接触型乳头护罩贴覆盖乳头后再行哺乳，避免乳头反复受损。②处理：适当缩短每次哺乳的时间，增加哺乳频率；戴乳头保护罩，以减少衣物摩擦影响创面愈合；乳头、乳晕破损或皲裂者，暂停哺乳，改用吸乳器吸出乳汁哺育婴儿；局部用温水清洗后涂抗生素软膏，待愈合后再哺乳；症状严重时应及时诊治。

第二节　乳腺囊性增生病

乳腺囊性增生病，简称乳腺病，是女性多发病，常见于 30～50 岁女性。本病是乳腺组织的良性增生，可发生于腺管周围并伴有大小不等的囊肿形成；也可发生于腺管内，表现为不同程度的乳头状增生伴乳管囊性扩张；也有发生在小叶实质者，主要为乳管及腺泡上皮增生。本病的临床表现有时与乳腺癌相混淆。

一、临床表现

（一）症状

主要的表现是一侧或双侧乳房胀痛，部分患者具有周期性。疼痛与月经周期有关，往往在月经前疼痛加重，月经来潮后减轻或消失，严重者整个月经周期都有疼痛。

（二）体征

一侧或双侧乳腺有大小不一、质韧而不硬的单个或多个结节，可有触痛，与周围乳腺组织分界不明显，与皮肤无粘连，也可为弥漫性增厚。

本病病程较长，发展缓慢。少数患者可有乳头溢液，呈黄绿色或血性，偶为无色浆液。

二、辅助检查

钼靶 X 线和超声检查均有助于本病的诊断。当局限性肿块增生明显时，要与乳腺癌相鉴别。

三、处理原则

(一) 非手术治疗

主要是定期观察和药物对症治疗。可用中药调理，如口服中药逍遥散 3 ~ 9g，每日 3 次。症状严重者可选用雌激素受体拮抗剂 (他莫昔芬、托瑞米芬等)，该药治疗效果较好，但因对子宫内膜和卵巢有影响而不宜长期服用。若肿块变软、缩小或消退，则可予以观察并继续中药治疗；若肿块无明显消退，或观察过程中对局部病灶有恶变可疑者，应切除并做快速病理检查。

(二) 手术治疗

病理检查证实有不典型上皮增生，则可结合其他因素，如年龄、乳腺癌病史及家族史等决定手术。

四、护理措施

(一) 减轻疼痛

①心理护理：解释疼痛发生的原因，消除患者的顾虑，保持心情舒畅。②局部托起：用乳罩托起乳房，但不宜过紧。③用药护理：遵医嘱服用中药或其他对症治疗药物。

(二) 定期检查

由于本病的临床表现易与乳腺癌混淆，且可能与其并存，应嘱患者经常进行乳房自我检查。局限性增生者在月经后 7 ~ 10 天内复查，每隔 2 ~ 3 个月到医院复诊，有对侧乳腺癌或有乳腺癌家族史者密切随访，以便及时发现恶变。

第三节　乳房肿瘤

女性乳房肿瘤的发病率甚高，良性肿瘤中以纤维腺瘤最多，约占良性肿瘤的 3/4，其次为乳管内乳头状瘤，约占良性肿瘤的 1/5。恶性肿瘤的绝大多数 (98%) 是乳腺癌，乳房肉瘤很少见 (2%)。男性患乳房肿瘤者极少。

一、乳腺纤维腺瘤

乳腺纤维腺瘤是由于结缔组织和上皮组织增生而形成的一种良性肿瘤，常见于青年女性，好发年龄为 20～25 岁。

(一) 病因

本病的原因是小叶内纤维细胞对雌激素的敏感性异常增高，可能与纤维细胞所含雌激素受体的量或质出现异常有关。

(二) 临床表现

主要表现为乳房肿块，好发于乳房外上象限，75% 为单发，少数多发。肿块增大缓慢，质似硬橡皮球的弹性感，表面光滑，易推动。月经周期对肿块的大小无影响。患者常无明显自觉症状，多为偶然扪及。

(三) 辅助检查

乳腺超声可示腺瘤多为圆形、卵圆形均匀低回声肿块，其内可有钙化。乳腺 X 线检查可示肿块与正常腺体比较，呈同等或稍高密度影，周围可有低密度环。若影像学检查不足以支持纤维腺瘤的诊断，而根据病史、症状高度怀疑本病者，可做乳腺病灶活检，并进行病理学检查，以明确诊断。

(四) 处理原则

乳腺纤维腺瘤发生癌变的可能性很小，但有肉瘤变可能，手术切除是唯一有效的治疗方法。手术方式有开放性局部切开或微创旋切术，可以根据肿块大小、患者意愿等进行选择。妊娠可使纤维腺瘤增大，所以在妊娠前或妊娠后发现的纤维腺瘤一般都应手术切除，肿块常规做病理检查。

(五) 护理措施

1. 伤口护理

行肿瘤切除术后，保持伤口敷料清洁、干燥。行微创旋切术后的患者术后 1 周应加压包扎，不能随意松解绷带，以免引起伤口局部血肿；加压包扎解除后穿紧身内衣，术后 1 月内避免剧烈的上臂运动或引起乳房震颤的运动，如开车、甩臂、打羽毛球等，以免引起血肿。

2.疾病指导

告知患者乳腺纤维腺瘤的病因和治疗方法。

3.就诊指导

暂不手术者应密切观察肿块变化，明显增大者应及时到医院诊治。

二、乳管内乳头状瘤

乳管内乳头状瘤是由乳管上皮和血管结缔组织增生所形成的病变，多见于经产妇，40～50岁多见。75%的乳管内乳头状瘤发生于大乳管近乳头的壶腹部。乳管内乳头状瘤的瘤体很小，带蒂而有绒毛，且有很多壁薄的血管，故易出血。

(一) 临床表现

一般无自觉症状，乳头溢液为主要表现。溢液多为血性，也可为暗棕色或黄色液体。因肿瘤小，常不能触及。大乳管乳头状瘤可在乳晕区扪及圆形、质软、可推动的小肿块，轻压此肿块常可见乳头溢出血性液体。

(二) 辅助检查

乳头溢液未扪及肿块者可行乳管内镜检查，也可进行乳头溢液涂片细胞学检查。

(三) 处理原则

本病恶变率为6%～8%，诊断明确者以手术治疗为主。单发的乳管内乳头状瘤患者应切除病变的乳管系统，常规行病理检查；如有恶变应施行乳腺癌根治术；对年龄较大、乳管上皮增生活跃或间变者，可行单纯乳房切除术。

(四) 护理措施

1.心理护理

告诉患者乳头溢液的病因、手术治疗的必要性，解除其思想顾虑。

2.伤口护理

术后保持伤口敷料清洁干燥，按时换药。

三、乳腺癌

2020年，全球有68.5万人死于乳腺癌，有226万例新发乳腺癌，乳腺癌首次成为世界上最常见的癌症。其中，中国死于乳腺癌的人数为11.7万，乳腺癌新发病例数为42万。乳腺癌常居我国女性恶性肿瘤发病首位，且发病率呈逐年上升趋势，尤其是在东部沿海地区和经济发达的大城市,其发病率增加尤其显著。

(一)临床表现

1.常见乳腺癌

(1)乳房肿块。

①早期。表现为患侧乳房出现无痛性、单发小肿块,患者常在无意中发现。肿块多位于乳房外上象限,质硬、表面不光滑,与周围组织分界不清,在乳房内不易被推动。

②晚期。A.肿块固定:癌肿侵入胸筋膜和胸肌时,固定于胸壁不易推动。B.卫星结节、铠甲胸:癌细胞侵犯大片乳房皮肤时,可出现多个坚硬小结节或条索,呈卫星样围绕原发病灶;若结节彼此融合,弥漫成片,可延伸至背部和对侧胸壁,致胸壁紧缩呈铠甲状,患者呼吸受限。C.皮肤破溃:癌肿处皮肤可溃破而形成溃疡,常有恶臭,易出血。

(2)乳房外形改变。

随着肿瘤生长,可引起乳房外形改变。①酒窝征:若肿瘤累及 Cooper 韧带,可使其缩短而致肿瘤表面皮肤凹陷,出现"酒窝征"。②乳头内陷:邻近乳头或乳晕的癌肿因侵入乳管使之缩短,可将乳头牵向癌肿一侧,进而使乳头扁平、回缩、凹陷。③橘皮征:如皮下淋巴管被癌细胞堵塞,引起淋巴回流障碍,可出现真皮水肿,乳房皮肤呈"橘皮样"改变。

(3)转移征象。

①淋巴转移:最初多见于患侧腋窝,肿大的淋巴结少数散在,质硬、无痛且可被推动,继而逐渐增多并融合成团,甚至与皮肤或深部组织粘连。②血行转移:乳腺癌转移至骨、肺、肝时,可出现相应症状,如骨转移可出现局部疼痛,肺转移可出现胸痛、气促,肝转移可出现肝大或黄疸等。

2.特殊类型乳腺癌

(1)炎性乳腺癌。发病率低,年轻女性多见。表现为患侧乳房皮肤呈炎症样改变,包括发红、水肿、增厚、粗糙、表面温度升高等,无明显肿块。病变开始比较局限,短期内即扩展到乳房大部分皮肤,常可累及对侧乳房。本病恶性程度高,发展迅速,早期即转移,预后极差。

(2)乳头湿疹样乳腺癌。少见。乳头有瘙痒、烧灼感,之后出现乳头和乳晕皮肤发红、糜烂,如湿疹样,进而形成溃疡;有时覆盖黄褐色鳞屑样痂皮,病变皮肤较硬。部分患者于乳晕区可扪及肿块。本病恶性程度低,发展慢,腋窝淋巴结转移较晚。

（二）辅助检查

1.影像学检查

（1）钼靶 X 线。是早期发现乳腺癌的有效方法，表现为密度增高的肿块影，边界不规则，或呈毛刺状，或见细小钙化灶。

（2）超声检查。能清晰显示乳房各层次软组织结构及肿块的形态和质地，主要用来鉴别囊性或实性病灶。结合彩色多普勒检查观察血液供应情况，可提高判断的敏感性，为肿瘤的定性诊断提供依据。

（3）MRI。对软组织分辨率高，敏感性高于钼靶 X 线检查。该检查能三维立体观察病变，不仅能够提供病灶形态学特征，而且运用动态增强能提供病灶的血流动力学情况。

2.活组织病理检查

常用的活检方法有空芯针穿刺活检术（core needle biopsy, CNB），麦默通旋切术活检和细针针吸细胞学检查（fine needle aspiration cytology, FNAC）。前两者病理诊断的准确率可达 90%～97%，细针针吸细胞学检查的确诊率为 70%～90%。疑为乳腺癌者，若这些方法无法确诊，可将肿块连同周围乳腺组织一并切除，做冰冻活检或快速病理检查。乳头糜烂疑为湿疹样乳腺癌时，可做乳头糜烂部刮片细胞学检查。

（三）临床分期

美国癌症联合会（American Joint Committee on Cancer, AJCC）第 8 版肿瘤 TNM 分期系统于 2018 年 1 月 1 日在全球正式启动执行。建议的 T（原发癌肿）、N（区域淋巴结）、M（远处转移）分期法内容如下。

1.原发肿瘤（T）

T_x：原发肿瘤无法评估。

T_0：无原发肿瘤证据。

Tis：原位癌（导管原位癌及不伴肿块的乳头湿疹样乳腺癌）。

T_1：肿瘤最大直径≤20mm。

T_2：肿瘤最大直径＞20mm 而≤50mm。

T_3：肿瘤最大直径＞50mm。

T_4：不论肿瘤大小，直接侵犯胸壁或皮肤。

2.区域淋巴结临床分类（N）

N_x：区域淋巴结无法评估（已切除或未切除）。

N_0：无区域淋巴结转移。

$N1_{mi}$：存在微转移，单个淋巴结单张组织切片中肿瘤细胞数量超过200个，最大直径＞0.2mm而≤2.0mm。

N_1：同侧Ⅰ、Ⅱ级腋窝淋巴结转移，可推动。

N_2：同侧Ⅰ、Ⅱ级腋窝淋巴结转移，固定或融合；或有同侧内乳淋巴结转移临床征象，而没有Ⅰ、Ⅱ级腋窝淋巴结转移临床征象。

N_3：同侧锁骨下淋巴结（Ⅲ级腋窝淋巴结）转移，伴或不伴Ⅰ、Ⅱ级腋窝淋巴结转移；或有同侧内乳淋巴结转移临床征象，并有Ⅰ、Ⅱ级腋窝淋巴结转移；或同侧锁骨上淋巴结转移，伴或不伴腋窝或内乳淋巴结转移。

3. 远处转移（M）

M_0：临床及影像学检查未见远处转移。

M_1：临床及影像学检查发现远处转移，或组织学发现＞2.0mm的转移灶。

根据上述情况组合，可把乳腺癌分为5个分期。

0期：$TisN_0M_0$；

Ⅰ期：$T_1N_0M_0$，$T_0N1_{mi}M_0$，$T_1N1_{mi}M_0$；

Ⅱ期：$T_{0\sim1}N_1M_0$，$T_2N_{0\sim1}M_0$，$T_3N_0M_0$；

Ⅲ期：$T_{0\sim2}N_2M_0$，$T_3N_{1\sim2}M_0$，$T_4N_{0\sim2}M_0$，任何TN_3M_0；

Ⅳ期：包括M_1的任何T、N。

注：有临床征象是指临床检查或影像学检查发现的淋巴结转移（不包括淋巴闪烁造影术）。

以上分期以临床检查为依据，还应结合术后病理检查结果进行校正。

AJCC第8版乳腺癌分期系统首次在TNM分期基础上将雌激素受体（estrogen receptor，ER）、孕激素受体（progesterone receptor，PR）、人表皮生长因子受体2（human epidermal growth factor receptor2，HER2）等指标整合到了预后分期中，作为预后评价的依据。

（四）处理原则

乳腺癌的治疗采用手术治疗为主，辅以化学药物、内分泌、放射、生物治疗等的综合治疗措施。

1. 非手术治疗

（1）化学治疗。乳腺癌是实体瘤中应用化学治疗最有效的肿瘤之一。化疗在整个治疗中占有重要地位，术后残存的肿瘤细胞易被化学抗癌药物杀灭。乳腺癌术后辅助化疗的指征为：①浸润性肿瘤直径大于2cm；②淋巴结转移阳性；③激素受体阴性；④ HER2 阳性；⑤组织学分级为 3 级。术前化学治疗又称新辅助化学治疗，治疗的目的主要包括将不可手术乳腺癌降期为可手术乳腺癌；将不可保乳的乳腺癌降期为可保乳的乳腺癌；探测肿瘤对药物的敏感性。化学治疗常选择联合化疗方案，应注意药物的给药顺序、输注时间和剂量强度，严格按照药品说明使用，注意药物配伍禁忌。

（2）内分泌治疗。肿瘤细胞中 ER 含量高者，称激素依赖性肿瘤，内分泌治疗有效。ER 含量低者，称激素非依赖性肿瘤，内分泌治疗效果差。因此，对手术切除标本除做病理检查外，还应测定 ER 和 PR。ER 和 / 或 PR 阳性者优先应用内分泌治疗，均为阴性者优先应用化学治疗。

①他莫昔芬。又叫三苯氧胺。他莫昔芬的结构式与雌激素相似，可以在靶器官内与雌二醇争夺 ER。该药和 ER 复合物能影响 DNA 基因转录，从而抑制肿瘤细胞生长。他莫昔芬可降低乳腺癌术后复发及转移，减少对侧乳腺癌的发生率，对 ER 和 PR 阳性的妇女效果尤为明显。其治疗时间为 5 ~ 10 年，主要用于绝经前女性患者。该药安全有效，副作用有潮热、恶心、呕吐、静脉血栓形成、眼部副作用、阴道干燥或分泌物多等。他莫昔芬治疗与化学治疗同时应用可能会降低疗效，一般在化疗之后使用。

②芳香化酶抑制剂（aromatase inhibitor，AI）。如阿那曲唑、来曲唑和依西美坦等。该药能抑制肾上腺分泌的雄激素转变为雌激素过程中的芳香化环节，从而降低雌二醇，达到治疗乳腺癌的目的。对于 ER 受体阳性的绝经后妇女，治疗时间一般为 5 年，其治疗效果优于他莫昔芬。长期服用该药可引起骨质疏松、关节疼痛、潮热和阴道干燥等不良反应，需积极预防和处理，提高患者的药物耐受性。

③放射治疗。在保留乳房的乳腺癌手术后，应给予较高剂量的放射治疗。单纯乳房切除术后可根据患者年龄和疾病分期、分类等情况决定是否放射治疗。在乳腺癌根治术后的放射治疗，多数人认为对Ⅰ期病例无益，对Ⅱ期以后者可降低局部复发率。

④生物治疗。又称分子靶向治疗。HER2 基因是与乳腺癌预后密切相关的癌基因，当 HER2 过度表达时，细胞会因过度刺激而引起不正常的快速生长，最终导致乳腺癌的发生。近年临床上已推广使用的曲妥珠单抗注射液，是通过转基因技术制备，选择性地作用于 HER2，对 HER2 有过度表达的乳腺癌患者起到降低其复发风险和死亡风险的效果。

2. 手术治疗

对病灶仍局限于局部及区域淋巴结患者，手术治疗是首选。手术适应证为 TNM 分期的 0、Ⅰ、Ⅱ和部分Ⅲ期的患者。已有远处转移、全身情况差、主要脏器有严重疾病、年老体弱不能耐受手术者为手术禁忌。

（1）保留乳房的乳腺癌切除术。完整切除肿块及其周围 1~2cm 的组织。适合于Ⅰ期、Ⅱ期患者，且乳房有适当体积，术后能保持外观效果者。临床Ⅲ期患者（炎性乳腺癌除外）经术前治疗降期后达到保乳手术标准时也可以慎重考虑。原则上接受保留乳房手术的患者均需要接受放射治疗。近年来，随着医疗技术的发展和人们对形象要求的提高，保乳手术在我国的开展逐年增加。

（2）乳腺癌改良根治术。有两种术式。① Patey 手术：保留胸大肌，切除胸小肌，并进行腋窝淋巴结清扫。② Auchincloss 手术：保留胸大、小肌、清扫除腋上组淋巴结以外的各组淋巴结。改良根治术保留了胸肌，术后外观效果较好，适用于Ⅰ、Ⅱ期乳腺癌患者，与乳腺癌根治术的术后生存率无明显差异，目前已成为常用的手术方式。

（3）乳腺癌根治术和乳腺癌扩大根治术。前者切除整个乳房，以及胸大肌、胸小肌、腋窝及锁骨下淋巴结。后者在此基础上再切除胸廓内动脉、静脉及其周围淋巴结（即胸骨旁淋巴结）。这两种术式现已少用。

（4）全乳房切除术。切除整个乳腺，包括腋尾部及胸大肌筋膜。适用于原位癌、微小癌及年迈体弱不宜做根治术者。

（5）前哨淋巴结活检术（sentinel lymph node biopsy，SLNB）和腋淋巴结清扫术（axillary lymph node disseetion，ALND）。对临床腋淋巴结阳性的乳腺癌患者常规行腋淋巴结清扫术，阴性者应先行前哨淋巴结活检术。前哨淋巴结指乳腺癌淋巴引流的第一枚（站）淋巴结，可用示踪剂显示后切除活检。根据前哨淋巴结的病理结果可预测腋淋巴结是否有肿瘤转移。前哨淋巴结阴性者可不做腋淋巴结清扫术。

（6）乳腺癌根治术后乳房重建术。根据重建的时机，乳房重建可以分为即刻重建、延期重建及分期即刻乳房重建 3 类。根据重建的材料，乳房重建可以分为自体组织（皮瓣）重建、植入物重建及联合两种材料（如背阔肌联合植入物）的重建。

手术方式的选择应结合患者的意愿，根据病理分型、疾病分期及辅助治疗的条件综合确定。对病灶可切除者，手术应最大程度清除局部及区域淋巴结，以提高生存率，其次考虑外观及功能。对Ⅰ、Ⅱ期乳腺癌可采用改良根治术及保留乳房的乳腺癌切除术。

（五）护理措施

1. 术前护理

（1）心理护理。患者面对恶性肿瘤对生命的威胁、不确定的疾病预后、乳房缺失导致外形受损、各种复杂而痛苦的治疗（手术、放射治疗、化学治疗、内分泌治疗等）及婚姻生活可能受到影响等问题容易产生焦虑、恐惧等心理反应。其主要护理措施包括：①关心患者，鼓励患者表达对疾病和手术的顾虑与担心，有针对性地进行心理护理；②向患者和家属解释手术的必要性和重要性，请曾接受过类似手术且已痊愈者现身说法，帮助患者度过心理调适期；③告诉患者行乳房重建的可能，鼓励其树立战胜疾病的信心；④对已婚患者，应同时对其丈夫进行心理辅导，使之逐渐接受妻子手术后身体形象的改变，鼓励夫妻双方坦诚相待，取得丈夫的理解、关心和支持。

（2）终止哺乳或妊娠。哺乳期及妊娠初期发生乳腺癌者应立即停止哺乳或妊娠，以减轻激素的作用。

（3）术前准备。做好术前常规检查和准备。对手术范围大、需要植皮者，除常规备皮外，同时做好供皮区（如腹部或同侧大腿区）的皮肤准备。乳房皮肤溃疡者，术前进行创面处理至创面好转。乳头凹陷者应清洁局部。

2. 术后护理

（1）体位。术后麻醉清醒、血压平稳后取半卧位，以利于呼吸和引流。

（2）病情观察。严密观察生命体征变化，观察伤口敷料渗血和渗液情况，并予以记录。乳腺癌扩大根治术有损伤胸膜可能，患者若感到胸闷、呼吸困难，应及时报告医师，以便早期发现和协助处理肺部并发症，如气胸等。

（3）伤口护理。

①有效包扎。手术部位用弹力绷带加压包扎，使皮瓣紧贴胸壁，防止积液积气。包扎的松紧度以能容纳1手指，维持正常血运，且不影响呼吸为宜。包扎期间告知患者不能自行松解绷带，皮肤瘙痒时不能将手指伸入敷料下搔抓。若绷带松脱，应及时重新加压包扎。

②观察皮瓣血液循环。注意皮瓣的颜色及创面愈合情况，正常皮瓣的温度较健侧略低，颜色红润，并与胸壁紧贴；若皮瓣颜色暗红，提示血液循环欠佳，有坏死可能，应报告医师及时处理。

③观察患侧上肢远端血液循环。若手指发麻、皮肤发绀、皮温下降、动脉搏动不能扪及，提示腋窝部血管受压，肢端血液循环受损，应及时调整绷带的松紧度。

（4）引流管护理。

乳腺癌根治术后，皮瓣下常规放置引流管并接负压引流装置，如负压引流球或负压引流瓶。负压吸引可及时、有效地吸出残腔内的积液、积血，并使皮肤紧贴胸壁，从而有利于皮瓣愈合。

①有效吸引。负压引流球或引流瓶应保持压缩（即负压）状态。压力大小要适宜。对连接墙壁负压吸引者，若引流管外形无改变，但未闻及负压抽吸声，应观察管道连接是否紧密，压力是否适当。

②妥善固定。引流管的长度要适宜，患者卧床时将其固定于床旁，起床时固定于上衣。

③保持通畅。定时挤压引流管，避免管道堵塞。防止引流管受压和扭曲。若有局部积液、皮瓣不能紧贴胸壁且有波动感，应报告医师及时处理。

④注意观察。包括引流液的颜色、性状和量。术后 1~2 天，每日引流血性液 50~200mL，以后颜色逐渐变淡、减少。

⑤拔管。若引流液转为淡黄色、连续 3 天每日量少于 10~15mL，创面与皮肤紧贴，手指按压伤口周围皮肤无空虚感，即可考虑拔管。若拔管后仍有皮下积液，可在严格消毒后抽液并局部加压包扎。

(5) 患侧上肢肿胀的护理。

患侧腋窝淋巴结切除、头静脉被结扎、腋静脉栓塞、局部积液或感染等因素可导致上肢淋巴回流不畅和静脉回流障碍，从而引起患侧上肢肿胀。

①避免损伤。避免患侧上肢测血压、抽血、注射或输液等。避免患肢过度活动、负重和外伤。

②抬高患肢。平卧时患肢下方垫枕抬高 10°~15°，肘关节轻度屈曲；半卧位时屈肘 90° 放于胸腹部；下床活动时用吊带托或用健侧手将患肢抬高于胸前，需要他人扶持时只能扶健侧，以防腋窝皮瓣滑动而影响愈合；避免患肢下垂过久。

③促进肿胀消退。在专业人员指导下向心性按摩患侧上肢，或进行握拳、屈肘、伸肘和举重训练，举重要缓慢并逐渐增加负重，以促进淋巴回流；深呼吸运动可改变胸膜腔内压，并引起膈肌和肋间肌的运动，从而持续增加胸腹腔内的淋巴回流；肢体肿胀严重者，用弹力绷带包扎或戴弹力袖以促进淋巴回流；局部感染者，及时应用抗生素治疗。

(6) 患侧上肢功能锻炼。

由于手术切除了胸部肌肉、筋膜和皮肤，患侧肩关节活动明显受限制。功能锻炼对于恢复患者的肩关节功能和预防及减轻水肿至关重要。为减少和避免术后残疾，应鼓励和协助患者早期开始患侧上肢的功能锻炼。锻炼时应遵守循序渐进的原则，以免影响伤口的愈合。

①术后 24 小时内。活动手指和腕部，可做伸指、握拳、屈腕等锻炼。

②术后 1~3 天。进行上肢肌肉等长收缩，利用肌肉泵作用促进血液和淋巴回流；可用健侧上肢或他人协助患侧上肢进行屈肘、伸臂等锻炼，逐渐过渡到肩关节的小范围前屈、后伸运动（前屈小于 30°，后伸小于 15°）。

③术后 4~7 天。鼓励患者用患侧手洗脸、刷牙、进食等，并做以患侧手触摸对侧肩部及同侧耳朵的锻炼。

④术后 1~2 周。术后 1 周皮瓣基本愈合后，开始做肩关节活动，以肩部为中心，前后摆臂。术后 10 天左右皮瓣与胸壁黏附已较牢固，做抬高患侧上肢 (将患侧肘关节伸屈、手掌置于对侧肩部，直至患侧肘关节与肩平)、手指爬墙 (每日标记高度，逐渐递增幅度，直至患侧手指能高举过头)、梳头 (以患侧手越过头顶梳对侧头发、扪对侧耳朵) 等的锻炼。指导患者做患肢功能锻炼时应根据患者的实际情况而定，一般以每日 3~4 次、每次 20~30 分钟为宜；循序渐进，逐渐增加功能锻炼的内容。值得注意的是，术后 7 天内限制肩关节外展，以防皮瓣移动而影响愈合。严重皮瓣坏死者，术后 2 周内避免大幅度运动。皮下积液或术后 1 周引流液超过 50mL 时应减少练习次数及肩关节活动幅度 (限制外展)。植皮及行背阔肌皮瓣乳房重建术后要推迟肩关节运动。

3. 健康教育

(1) 饮食与活动。加强营养，多食高蛋白、高维生素、高热量、低脂肪的食物，以增强机体抵抗力。近期避免患侧上肢搬动或提拉过重物品，继续进行功能锻炼。

(2) 保护患肢。保持患侧皮肤清洁；洗涤时戴宽松手套，避免长时间接触有刺激性的洗涤液；避免蚊虫叮咬；衣着、佩戴首饰或手表要宽松；患侧手臂不要热敷，沐浴时水温不要过高；避免强光照射等高温环境。

(3) 恢复性生活、避免妊娠。健康及适度的性生活有利于患者的身心康复。术后 5 年内避孕，防止乳腺癌复发。避孕方法推荐物理屏障避孕法，避免使用激素类药物避孕法。

(4) 坚持治疗。遵医嘱坚持化学治疗、放射治疗或内分泌治疗。化学治疗期间定期检查肝、肾功能，每次化学治疗前 1 天或当日查血白细胞计数，化学治疗后 5~7 天复查，若血白细胞计数 $< 3 \times 10^9/L$，需及时就诊。放射治疗、化学治疗期间因抵抗力差，应少到公共场所，以减少感染机会。放射治疗期间注意保护皮肤，出现放射性皮炎时及时就诊。内分泌治疗持续时间长，长期服药可导致胃肠道反应、月经失调、闭经、潮热、阴道干燥、骨质疏松和关节疼痛等不良反应。告诉患者坚持服药的重要性，并积极预防和处理不良反应，以提高服药依从性。

(5) 乳房定期检查。定期的乳房自我检查有助于及早发现乳房的病变，因此，20 岁以上的妇女，特别是高危人群每月进行 1 次乳房自我检查。术后患者也应每月自查 1 次，以便早期发现复发征象。检查时间最好选在月经周期的第 7~10 天，或月经结束后 2~3 天，已经绝经的女性应选择每个月固定的一日检查。40 岁以上女性或乳腺癌术后患者每年还应行钼靶 X 线检查。乳房自我检查方法如下。

①视诊。站在镜前取各种姿势 (两臂放松垂于身体两侧、向前弯腰或双手上举置于头后)，观察双侧乳房的大小和外形是否对称；有无局限性隆起、凹陷或皮肤橘

皮样改变；有无乳头回缩或抬高等。

②触诊。患者平卧或侧卧，肩下垫软薄枕或将手臂置于头下进行触诊。一侧手的示指、中指和无名指并拢，用指腹在对侧乳房上进行环形触摸，要有一定的压力。从乳房外上象限开始检查，依次为外上、外下、内下、内上象限，然后检查乳头、乳晕，最后检查腋窝有无肿块，乳头有无溢液。若发现肿块和乳头溢液，及时到医院做进一步检查。

（6）心理社会康复。可以在认知、决策、应对技巧等方面提升患者的自我控制能力，合理地运用暗示、宣泄等应对技巧，以增加对于困境的忍耐力，尽快摆脱患者角色，积极面对生活。积极调动和利用社会网络的支持，如专业支持、家庭支持和同伴支持，通过接受帮助、鼓励和支持，最大限度地恢复患者的社会功能。

第二章　颅脑外科疾病诊疗与护理

颅脑损伤是常见的外科急症，可分为头皮损伤、颅骨骨折和脑损伤，三者可单独或合并存在。颅脑损伤发生率在全身各部位损伤中居第2位，仅次于四肢损伤，其死亡率和致残率高居身体各部位损伤之首。多因外界暴力作用于头部而引起，平时常因坠落、交通事故、跌倒、锐器或钝器打击头部致伤，火器伤多见于战时。严重颅脑损伤往往伴有神经系统功能受损，甚至致残或死亡，正确的急救处理和完善的护理措施可降低此类患者的死亡率和致残率。

第一节　头皮损伤

头皮损伤均由直接外力造成，包括头皮血肿、头皮裂伤和头皮撕脱伤。损伤类型与致伤物种类密切相关。钝器常造成头皮挫伤、不规则裂伤或血肿；锐器大多造成整齐的裂伤；发辫卷入机器则可引起撕脱伤。单纯头皮损伤一般不会引起严重后果，但头皮血供丰富，伤后极易失血，部分患者尤其是小儿可因此导致休克；此外，虽然头皮抗感染和愈合能力较强，但如果处理不当引起感染，则有向深部蔓延引起颅骨骨髓炎和颅内感染的可能。

一、头皮血肿

(一) 临床表现

头皮血肿多由钝器伤所致，按血肿出现于头皮的不同层次分为皮下血肿、帽状腱膜下血肿和骨膜下血肿。

按照血肿出现在头皮的层次分为以下几种。

1. 皮下血肿

血肿位于皮肤表层与帽状腱膜层之间，因受皮下纤维隔限制，血肿不易扩散，体积小、张力高、压痛明显，有时因周围组织肿胀隆起，中央反而凹陷，易被误认为凹陷性颅骨骨折，需通过颅骨 X 线作鉴别。

2. 帽状腱膜下血肿

血肿位于帽状腱膜与骨膜之间。头部受到斜向暴力，头皮发生了剧烈滑动，撕裂该层间的血管所致。由于该层组织疏松，出血易于扩散，严重时血肿边界可与帽状腱膜附着缘一致，覆盖整个穹隆部，蔓延至全头部，似戴一顶有波动的帽子。小儿及体弱者，可导致休克或贫血。

3. 骨膜下血肿

除婴儿因产伤或胎头吸引助产所致外，一般都伴有颅骨线形骨折。出血来源多为板障出血或因骨膜剥离而致，血液集聚在骨膜与颅骨表面之间。除非骨折线跨越两块颅骨时，血肿周界多于骨缝，很少有骨膜下血肿超过骨缝者。血肿的张力大，波动不明显。

(二) 辅助检查

头颅 X 线可判断有无颅骨骨折。

(三) 处理原则

1. 皮下血肿

可观察或伤后立即冰敷，数日后可自行吸收。

2. 帽状腱膜下血肿

血肿较小者可加压包扎，待其自行吸收；若血肿较大，则应在严格皮肤准备和消毒下穿刺抽吸，然后再加压包扎。经反复穿刺加压包扎血肿仍不能缩小者，需注意是否有凝血功能障碍或其他原因。对已有感染的血肿，需切开引流。

3. 骨膜下血肿

处理原则与帽状腱膜下血肿相仿，但对伴有颅骨骨折者不宜强力加压包扎，以防血液经骨折缝流入颅内，引起硬脑膜外血肿。

(四) 护理措施

1. 减轻疼痛

早期冷敷以减少出血和疼痛，24 ~ 48 小时后改用热敷，以促进血肿吸收。

2. 并发症的护理

血肿加压包扎，嘱患者勿揉搓，以免增加出血。注意观察患者意识状态、生命体征、瞳孔以及有无颅内压增高等表现，警惕是否合并颅骨骨折及脑损伤。

3. 健康教育

损伤较轻者，勿剧烈活动。血肿较大或存在联合伤、病情较重者，应卧床休息。

遵医嘱继续服用抗生素、止血药、镇痛药物。如原有症状加重、头痛剧烈、频繁呕吐，及时就诊。

二、头皮裂伤

头皮裂伤是常见的开放性损伤，多为锐器或钝器打击所致。

(一) 临床表现

头皮裂伤出血较多，不易自行停止，严重时发生失血性休克。因锐器所致的头皮裂伤较平直，创缘整齐，除少数锐器可进入颅内造成开放性脑损伤外，大多数裂伤仅限于头皮，虽可深达骨膜，但颅骨常完整。因钝器或头部碰撞造成的头皮裂伤多不规则，创缘有挫伤痕迹，常伴颅骨骨折或脑损伤。若帽状腱膜未破，伤口呈线状；若帽状腱膜已破，头皮伤口可全部裂开。

(二) 辅助检查

头颅 X 线可判断有无颅骨骨折。

(三) 处理原则

局部压迫止血，争取 24 小时内清创缝合。头皮血运丰富，即使受伤已超过 24 小时，只要无明显感染征象，仍可彻底清创一期缝合。明显坏死污染的头皮应切除，但不可切除过多，以免缝合时产生张力。常规应用抗生素和破伤风抗毒素（TAT）。

(四) 护理措施

1. 伤口护理
注意创面有无渗血和感染，保持敷料清洁干燥。
2. 病情观察
注意观察有无合并颅骨和脑损伤。
3. 预防感染
严格无菌操作，观察有无全身和局部感染的表现，遵医嘱应用抗生素。

三、头皮撕脱伤

头皮撕脱伤是最严重的头皮损伤，多因长发被卷入转动的机器所致。由于皮肤、皮下组织和帽状腱膜 3 层紧密相连，在强烈的牵扯下，使头皮自帽状腱膜下被撕脱，有时还连同部分骨膜，严重者整个头皮甚至连前部的额肌一起撕脱。

（一）临床表现

常因剧烈疼痛和大量出血而发生休克，较少合并颅骨骨折和脑损伤。

（二）辅助检查

头颅 X 线可判断有无颅骨骨折。

（三）处理原则

急救过程中，立即加压包扎止血、强镇痛剂镇痛，注射破伤风抗毒素。在无菌、无水和低温密封下保护撕脱头皮，随患者一起送至医院。①头皮不完全撕脱且时间较短者，彻底清创、消毒后直接缝回原处。②头皮完全撕脱在 6 小时内、皮瓣完整未污染、血管断端整齐，可清创后行头皮血管吻合，再全层缝合头皮。③撕脱的皮瓣已不能利用，可取自体中厚皮片，做游离植皮。④撕脱时间长，创面感染或经上述处理失败者，可先行创面清洁和更换敷料，待肉芽组织生长后再植皮。如颅骨裸露，还需做多处钻孔至板障层，待钻孔处长出肉芽后植皮。

（四）护理措施

1. 伤口和皮瓣护理

注意创面有无渗血，皮瓣有无坏死和感染。为保证植皮存活，植皮区避免受压。

2. 抗休克护理

密切监测生命体征，及早发现休克征象。如发生休克，遵医嘱做好开放静脉通路、补液等抗休克治疗。治疗期间，监测出入量、尿量、脉搏、呼吸、血压、CVP 变化等。

3. 心理护理

患者伤后对容貌影响较大，直接影响其家庭生活及社会交往。特别是女性，易出现焦虑、抑郁、悲观等情绪。护理中要做好心理安抚、正面疏导。耐心解释患者的疑问，指导患者装饰自己，保持较好的自我形象等。

第二节　颅骨骨折

颅骨骨折指颅骨受暴力作用致颅骨结构的改变。其严重性并不在于骨折本身，而在于可能同时存在颅内血肿和脑、神经、血管损伤而危及生命。

一、颅盖骨折

颅盖骨折分为线形骨折和凹陷骨折两种。

(一) 临床表现

线形骨折局部压痛、肿胀，患者可能伴有局部骨膜下血肿；凹陷骨折好发于额、顶部，多为全层凹陷，范围较大者，多可触及下陷区。若骨折片陷入颅内，使局部脑组织受压或产生挫裂伤，临床上可出现相应的病灶症状和局限性癫痫。如并发颅内血肿，可产生颅内压增高症状。凹陷骨折刺破静脉窦可引起致命的大出血。

(二) 辅助检查

颅盖骨折依靠头颅正侧位 X 线检查确诊。

(三) 处理原则

颅盖线形骨折本身不需要处理。但当骨折线通过脑膜血管沟或静脉窦时，应警惕发生硬脑膜外血肿的可能。对凹陷骨折是否需要手术，目前一般认为以下情况应手术治疗：①凹陷深度＞1cm；②位于重要功能区；③骨折片刺入脑内；④骨折引起瘫痪、失语等功能障碍或局限性癫痫者。将陷入的骨折片撬起复位，或摘除碎骨片后作颅骨成形。非功能区的轻度凹陷，或无脑受压症状的静脉窦处凹陷骨折，可暂不手术。

(四) 护理措施

1. 病情观察

出现头痛、呕吐、生命体征异常、意识障碍等颅内压增高症状，常提示骨折线越过脑膜中动脉沟或静脉窦，引起硬脑膜外血肿。偏瘫、失语、视野缺损等局灶症状和体征，常提示凹陷性骨折压迫脑组织。

2. 并发症的护理

（1）骨膜下血肿。线形骨折常伴有骨膜下血肿，注意观察出血量和血肿范围，遵医嘱给予止血、镇痛药。

（2）癫痫。凹陷骨折患者可因脑组织受损而出现癫痫。为避免癫痫进一步加重颅脑损伤，应及时遵医嘱使用抗癫痫药物，注意观察病情和药物作用。

（3）颅内压增高和脑疝。颅盖骨折患者可合并脑挫伤、颅内出血，继发脑水肿导致颅内压增高。因此，应严密观察患者病情，及时发现颅内压增高及脑疝的早期迹象。一旦出现相应表现，立即给予脱水、降颅内压等治疗，预防脑疝发生。

3. 健康教育

颅骨缺损者应避免局部碰撞，以免损伤脑组织，嘱咐患者在伤后半年左右做颅骨成形术。

二、颅底骨折

颅底骨折大多由颅盖骨折延伸而来，少数可因头部挤压伤或着力部位于颅底水平的外伤所造成。颅底骨折绝大多数为线形骨折。颅底部的硬脑膜与颅骨贴附紧密，故颅底骨折时易撕裂硬脑膜，产生脑脊液外漏而成为开放性脑损伤。

（一）临床表现

依骨折的部位可分为颅前窝、颅中窝和颅后窝骨折，主要临床表现为皮下或黏膜下瘀斑、脑脊液外漏和脑神经损伤3个方面。

（二）辅助检查

CT 检查有助于了解有无合并脑损伤。颅底骨折做 X 线检查的价值不大。

（三）处理原则

颅底骨折本身无须特殊处理，重点是预防颅内感染，脑脊液漏一般在 1~2 周内愈合。脑脊液漏 4 周未自行愈合者，需做硬脑膜修补术。对伤后视力减退，疑为碎骨片挫伤或血肿压迫视神经者，应争取在 24 小时内行视神经探查减压术。出现脑脊液漏时即属开放性损伤，应使用 TAT 及抗生素预防感染。

（四）护理措施

1. 病情观察

存在脑脊液漏者，观察并记录脑脊液外漏量、性质、颜色。注意有无颅内感染迹象。

2. 脑脊液漏的护理

重点是预防逆行性颅内感染。

（1）鉴别脑脊液漏。患者鼻腔、耳道流出淡红色液体，可怀疑为脑脊液漏。但需要鉴别血性脑脊液与血性渗液。可将红色液体滴在白色滤纸上，在血迹外有较宽的月晕样淡红色浸渍圈，则为脑脊液。有时颅底骨折伤及颞骨岩部，且骨膜及脑膜均已破裂但鼓膜尚完整时，脑脊液可经耳咽管流至咽部进而被患者咽下，故应观察并询问患者是否经常有腥味液体流至咽部，以便发现脑脊液漏。

（2）体位。取头高位并绝对卧床休息，目的是借助重力作用使脑组织移向颅底，使脑膜逐渐形成粘连而封闭脑膜破口，待脑脊液漏停止 3 ~ 5 天后可改平卧位。

（3）维持局部清洁干燥。生理盐水棉球清洁鼻前庭或外耳道，避免棉球过湿导致液体逆流至颅内；在外耳道口或鼻前庭疏松放置干棉球，棉球浸湿及时更换，并记录 24 小时浸湿的棉球数，以此估计漏出液量。

（4）预防脑脊液反流。禁忌堵塞、冲洗、滴药入鼻腔和耳道。脑脊液鼻漏者，严禁经鼻腔置管（胃管、吸痰管、鼻导管），防止外漏脑脊液引流受阻而反流。禁忌行腰椎穿刺，避免用力咳嗽、打喷嚏和擦鼻涕，避免挖耳、抠鼻；避免屏气排便，以免引起气颅或颅内感染。

（5）用药护理：遵医嘱应用抗生素及 TAT 或破伤风类毒素。

3. 颅内低压综合征的护理

（1）原因。颅内低压综合征为脑脊液外漏过多导致。

（2）表现。患者出现直立性头痛，多位于额、枕部。头痛与体位有明显关系，坐起或站立时，头痛剧烈，平卧位则很快消失或减轻。常合并恶心、呕吐、头昏或眩晕、厌食、短暂的晕厥等。

（3）护理。一旦发生，应嘱其卧床休息，头低足高位，遵医嘱多饮水或静脉滴注生理盐水以大量补充水分。嘱患者勿用力擦鼻涕、打喷嚏、用力咳嗽等，防止逆行造成颅内感染，同时预防脑脊液的漏出增加导致颅内压进一步降低。

4. 心理护理

向患者介绍病情、治疗方法及注意事项，取得配合，满足其心理、身体上的安全需要，消除紧张情绪。

5. 健康教育

指导门诊患者和家属若出现剧烈头痛、频繁呕吐、发热、意识模糊等，应及时就诊。对于脑脊液漏者，应向其讲解预防脑脊液逆流颅内的注意事项。

第三节　脑损伤

脑损伤是颅脑损伤中最为重要、最易导致患者出现神经功能障碍的损伤。

一、脑震荡

脑震荡是最轻的脑损伤，其特点为伤后即刻发生短暂的意识障碍和近事遗忘。

(一) 临床表现

伤后立即出现短暂的意识丧失，持续数分钟至十余分钟，一般不超过30分钟。有的仅表现为瞬间意识混乱或恍惚，并无昏迷。同时伴有面色苍白、瞳孔改变、出冷汗、血压下降、脉弱、呼吸浅慢等自主神经和脑干功能紊乱的表现。意识恢复后，对受伤当时和伤前近期的情况不能回忆，而对往事记忆清楚，称为逆行性遗忘。患者多有头痛、头晕、疲乏无力、失眠、耳鸣、心悸、畏光、情绪不稳、记忆力减退等症状，一般持续数日、数周，少数持续时间较长。

(二) 辅助检查

神经系统检查多无阳性体征；脑脊液检查颅内压和脑脊液均在正常范围；CT检查颅内亦无异常发现。

(三) 处理原则

脑震荡一般无须特殊治疗。卧床休息5~7天，适当使用镇静、镇痛药物，多数患者在2周内恢复正常，预后良好。

(四) 护理措施

1. 镇静镇痛

遵医嘱对疼痛明显者给予镇静、镇痛药物。

2. 心理护理

患者因缺乏疾病知识特别是对预后情况未知，常伴有焦虑情绪。护士及时解答患者疑问，介绍相关知识，加强心理疏导，帮助其正确认识疾病，树立信心。

3. 病情观察

少数患者可合并严重颅脑损伤 (如颅内血肿)，故应密切观察其意识状态、生命体征、瞳孔和神经系统体征。

4. 健康教育

嘱患者保证充足的睡眠，避免过度用脑；适当增加体育锻炼，以舒缓运动为主，避免劳累；增加营养，补充健脑食品；结合病因，加强安全教育和指导。

二、脑挫裂伤

脑挫裂伤是常见的原发性脑损伤，既可发生于着力部位，也可在对冲部位。脑挫裂伤包括脑挫伤及脑裂伤，前者指脑组织遭受破坏较轻，软脑膜完整；后者指软脑膜、血管和脑组织同时有破裂，伴有外伤性蛛网膜下隙出血。两者常同时存在，合称为脑挫裂伤。

(一)临床表现

脑挫裂伤患者的临床表现可因损伤部位、范围、程度不同而相差悬殊。轻者仅有轻微症状，重者深昏迷，甚至迅速死亡。

1. 意识障碍

是脑挫裂伤最突出的症状之一。伤后立即发生，持续时间长短不一，绝大多数超过半小时，常持续数小时、数日不等，甚至发生迁延性昏迷，与脑损伤程度轻重相关。

2. 头痛、恶心、呕吐

是脑挫裂伤最常见的症状。疼痛可局限于某一部位(多为着力部位)，亦可为全头性疼痛，间歇或持续性，在伤后 1～2 周内最明显，以后逐渐减轻，可能与蛛网膜下隙出血、颅内压增高或脑血管运动功能障碍有关。伤后早期的恶心、呕吐可由受伤时第四脑室底的呕吐中枢受到脑脊液冲击、蛛网膜下隙出血对脑膜的刺激或前庭系统受刺激引起，较晚发生的呕吐大多由于颅内压变化而造成。

3. 生命体征变化

轻度和中度脑挫裂伤患者的血压、脉搏、呼吸多无明显改变。严重脑挫裂伤，由于脑水肿和颅内出血引起颅内压增高，出现血压升高、脉搏缓慢、呼吸深而慢，严重者呼吸、循环功能衰竭。伴有下丘脑损伤者，可出现持续高热。

4. 局灶症状与体征

脑皮质功能区受损时，伤后立即出现与脑挫裂伤部位相应的神经功能障碍症状或体征，如语言中枢受损伤出现失语，运动区受损伤出现对侧瘫痪等。但额叶和颞叶前端损伤后，可无明显局灶症状或体征。

(二)辅助检查

1. 影像学检查

(1) CT 检查。能清楚地显示脑挫裂伤的部位、范围和程度，还可了解脑室受压、中线结构移位等情况，是目前最常应用、最有价值的检查手段。其典型的表现为局部脑组织内有高、低密度混杂影，点片状高密度影为出血灶，低密度影则为水肿区。

(2) MRI 检查。一般很少用于急性颅脑损伤的诊断，但对较轻的脑挫伤灶的显示优于 CT。

(3) X 线检查。虽然不能显示脑挫裂伤，但可了解有无骨折，对着力部位、致伤机制、伤情判断有一定意义。

2. 腰椎穿刺

腰椎穿刺检查脑脊液是否含血，可与脑震荡鉴别。同时可测定颅内压或引流血性脑脊液以减轻症状。但对颅内压明显增高者，禁用腰椎穿刺。

(三) 处理原则

1. 非手术治疗

包括防治脑水肿，保持呼吸道通畅，加强营养支持，处理高热、躁动和癫痫，做好脑保护、促苏醒和功能恢复治疗。

2. 手术治疗

出现以下情况应考虑手术治疗：①经脱水治疗，颅内压持续升高；②伤区脑组织继续水肿或肿胀，中线移位明显；③进行性神经功能恶化，意识障碍加深；④病情恶化出现脑疝征象。常用手术方法包括脑挫裂伤灶清除、额极或颞极切除、去骨瓣减压术或颞肌下减压术。

(四) 护理措施

1. 急救护理

颅脑损伤救护时应做到保持呼吸道通畅、吸氧，患者平卧头部抬高，注意保暖，禁用吗啡镇痛。严密监测患者生命体征，维持收缩压＞90mmHg、动脉血氧分压（PaO_2）＞60mmHg 或氧饱和度＞90%。记录受伤经过和检查发现的阳性体征、急救措施及使用的药物。

2. 保持呼吸道通畅

（1）及时清除呼吸道异物。及时清除咽部的血块和呕吐物，如发生呕吐，确定患者无颈椎损伤时，及时将患者头转向一侧以免误吸。

（2）开放气道，维持呼吸功能。对 GCS＜8 分的患者，无法维持自主通气，尽早使用气管内插管或将气管切开，以维持其气道通畅。呼吸减弱并潮气量不足不能维持正常血氧者，及早使用呼吸机辅助呼吸。

（3）加强呼吸道管理。保持室内适宜的温湿度。建立人工气道者，加强气道管理，维持气道通畅。痰液较多者，经评估后按需吸痰，注意吸痰时间和次数。严格执行无菌操作，避免因吸痰导致颅内压增高。必要时遵医嘱给予抗生素防治呼吸道感染。

3. 一般护理

（1）体位。意识清醒者抬高床头30°，以利于颅内静脉回流。昏迷患者或有吞咽功能障碍者取侧卧位或侧俯卧位，以免呕吐物、分泌物误吸。

（2）营养支持。创伤后的应激反应使分解代谢增强，应及时、有效补充能量和蛋白质以减轻机体损耗。

①开始时机。入院后 48 小时内、血流动力学稳定即可开始。

②营养途径。肠道功能允许的情况下，首选肠内营养。患者存在肠内营养禁忌证或肠内营养无法达到能量目标时，可补充肠外营养。意识好转出现吞咽反射时，逐步恢复经口进食。

③营养配方。能量供应一般为 25 ~ 30kcal/（kg·d），蛋白质 1.5 ~ 2.5g/（kg·d）。

④肠内营养的护理。A. 要注意营养液温度、速度、浓度的控制。B. 监测营养达标情况以及不良反应如呕吐、腹泻、感染等。C. 体位和管道的管理：为减少误吸，在无禁忌证情况下，床头应抬高 30° ~ 45°；每 4 小时检查胃管位置，抽吸胃液检查潴留情况，若胃残留 > 250mL 应暂停喂养；营养输注管路应每 24 小时更换 1 次。

（3）降低体温。了解患者体温升高原因，及时处理。应采取降低室温、头部戴冰帽、使用冰毯等物理降温，物理降温无效或有寒战时，遵医嘱给予药物降温或亚低温疗法。

（4）躁动的护理。查明原因及时排除，慎用镇静剂，以免影响病情观察。应特别警惕躁动可能为脑疝发生前的表现。对躁动患者不可强加约束，避免因过分挣扎使颅内压进一步增高，加床栏保护并让其戴手套，以防坠床和抓伤，必要时由专人护理。

4. 病情观察

根据病情，观察生命体征、意识状态、瞳孔、神经系统体征等情况，观察有无剧烈头痛、频繁呕吐等颅内压增高的症状。

（1）生命体征。为避免躁动对测量结果的影响，在测量时应先测呼吸，再测脉搏，最后测血压、体温。

（2）意识状态。反映大脑皮质和脑干的功能状态。评估时，采用相同的语言和痛刺激，对患者的反应进行动态分析以判断有无意识障碍及其程度。目前通用格拉斯哥昏迷评分法对患者进行评分，用量化方法来反映意识障碍的程度。

（3）瞳孔变化。观察瞳孔大小和对光反射是判定脑疝以及脑干功能损害程度的主要指标之一。要注意伤后使用某些药物会影响瞳孔的观察，如使用阿托品、麻黄碱使瞳孔散大，吗啡、氯丙嗪使瞳孔缩小。

（4）神经系统体征。密切观察肢体运动、感觉、反射等情况。如发现患者出现较为明确的神经系统功能障碍，如单瘫、偏瘫等，或原有的神经功能障碍加重，都要考虑病情加重或发生继发性损害的可能。

（5）其他。颅内压增高时，表现为剧烈头痛、频繁呕吐。脑疝形成时，常在躁动时无脉搏增快。注意 CT 和 MRI 检查结果以及颅内压监测情况。

5. 用药护理

（1）降低颅内压药物。使用脱水剂等减轻脑水肿、降低颅内压力。观察用药后的病情变化。

（2）保护脑组织和促进脑苏醒药物。巴比妥类（戊巴比妥或硫喷妥钠）有清除自由基、降低脑代谢率的作用，可改善脑缺血缺氧，有益于重型脑损伤的治疗。此类药物大剂量应用时，可引起严重的呼吸抑制和呼吸道引流不畅，使用中应严密监视患者的意识、脑电图、血药浓度及呼吸情况。神经节苷脂（GM_1）、胞磷胆碱、醋谷胺等药物，有助于患者苏醒和功能恢复。此类药物宜缓慢静脉滴注，使用中注意观察药物作用和不良反应。

（3）镇静镇痛药物。为避免加重患者的病情或影响后续治疗，需采取必要的镇静镇痛。用药后，定时对患者进行镇痛镇静效果的主、客观评价及记录。做好镇静期间的基础护理。

6. 并发症的护理

（1）应激性溃疡。常见于严重颅脑创伤、手术时间长、大剂量类固醇皮质激素使用、休克等患者。积极使用质子泵抑制剂和 H_2 受体抑制剂予以预防，用药时间至少 3 ~ 7 天。早期肠内营养，可有效预防应激性溃疡的发生。一旦出现消化道出血，可加用止血药或行胃镜下止血。必要时行胃肠减压，并做好大量失血的各项抢救准备工作。护理中要做好以下几点。①病情观察：严密观察患者意识、瞳孔、生命体征的变化。②饮食护理：消化道出血急性期，意识清醒的患者应先禁食，待病情稳定后进食流质或半流质饮食；昏迷患者病情稳定后可采取早期肠内营养支持。③体位护理：出血期绝对卧床休息；昏迷患者呕吐时去枕平卧，头偏向一侧，防止误吸；病情稳定后抬高床头30°。

（2）外伤性癫痫。任何部位脑损伤都可能引起癫痫，早期癫痫发作的原因是颅内血肿、脑挫裂伤、蛛网膜下隙出血等；晚期癫痫发作主要是脑的瘢痕、脑萎缩、感染、异物等引起。可预防性使用苯妥英钠等抗癫痫药物。护理：①保证患者睡眠，避免情绪激动，预防意外受伤；②在发作前应注意观察发作的征兆；③在发作时注意保持呼吸道通畅，并给予患者吸氧、纠正癫痫发作所致的脑缺氧情况，保护患者的安全；④在发作后准确记录癫痫发作症状、持续时间以及发作类型等，重点观察药物使用后可能出现的呼吸抑制。

（3）蛛网膜下隙出血。因脑裂伤所致，患者可有头痛、发热、颈项强直等"脑膜刺激"的表现。可遵医嘱给予解热镇痛药物对症处理。病情稳定，排除颅内血肿及颅内压增高、脑疝后，为解除头痛可行腰椎穿刺，放出血性脑脊液。

（4）暴露性角膜炎。眼睑闭合不全者，角膜涂眼药膏保护；无须随时观察瞳孔时，可用纱布遮盖上眼睑，甚至行眼睑缝合术。

7. 手术前后的护理

除继续做好上述护理外，应做好紧急手术前常规准备。

（1）手术前。手术前2小时内剃净头发，洗净头皮，待术中再次消毒。

（2）手术后。

①体位：小脑幕上开颅术后，取健侧或仰卧位，避免切口受压；小脑幕下开颅术后，应取侧卧或侧俯卧位。②病情观察：严密观察意识、生命体征、瞳孔、肢体活动等情况，及时发现术后颅内出血、感染、癫痫以及应激性溃疡等并发症。③管道护理：包括尿管、血管内导管以及术区留置的引流管，应做到每日评估，加强护理，尽早拔除，以免增加术后感染的风险；实施脑脊液外引流术时，应严密监测患者的意识、瞳孔、神经功能障碍的程度，观察和记录引流液的颜色、性状和量，观察引流管的状况，避免发生堵管或脱管、过度引流等风险，在达到引流目的后，应尽早拔除。④搬运患者时动作轻稳，防止头部转动或受震荡，搬动患者前后应观察呼吸、脉搏和血压的变化。

8. 康复护理

早期进行康复训练有助于改善脑功能，促进运动反射的重新建立及意识恢复，一般在神经功能稳定后24小时即可开始康复治疗。对于意识障碍的患者，可采用促醒药物、高压氧和电刺激等方法早期促醒。对于肢体运动障碍的患者，可采取以下措施：①良肢位摆放，减少肌肉痉挛和异常模式的发生；②被动活动，维持关节活动度预防关节挛缩；③渐进式活动方式，床上（床头抬高30°~80°），坐（床边和床边座椅），床边站和步行训练，每一阶段能够完全耐受后再进入下一阶段。对存在吞咽障碍、失语症、构音障碍等问题的患者，也应及早采用相应的康复管理方案，以期最大限度地恢复其功能、减少并发症。

9. 心理护理

向患者或家属说明病情、治疗方法和护理措施，以稳定其情绪，使其配合治疗和护理。病情稳定后，神经系统功能恢复进展缓慢，需长时间进行精心的护理和康复训练，此时患者及家属易产生焦虑、烦躁情绪，医护人员要帮助患者树立康复的信心，鼓励坚持功能锻炼；指导家属务必让患者时刻感到被关怀、理解和支持，增强患者的自信心。

10. 健康教育

（1）康复训练。对患者耐心指导，制订合适目标，帮助患者努力完成，一旦康复有进步，患者会产生成功感，树立起坚持锻炼和重新生活的信心。

（2）控制癫痫。有外伤性癫痫者，应按时服药控制症状发作，在医师指导下逐渐减量直至停药，不可突然中断服药。癫痫患者不宜单独外出或做有危险的活动（如游泳等），以防发生意外。

（3）生活指导。重度残障者的各种后遗症应采取适当的治疗，鼓励患者树立正确的人生观，指导其部分生活自理；并指导家属生活护理方法及注意事项。去骨瓣减压者，外出时需戴安全帽，以防意外事故挤压减压窗。

（4）出院指导。出院后继续鼻饲者，要教会家属鼻饲饮食的方法和注意事项。

三、颅内血肿

颅内血肿是颅脑损伤中最常见、最严重、可逆性的继发病变，发生率约占闭合性颅脑损伤的 10% 和重型颅脑损伤的 40%～50%。由于血肿直接压迫脑组织，引起局部脑功能障碍及颅内压增高，如不能及时诊断处理，多因进行性颅内压增高形成脑疝而危及生命。

（一）临床表现

1. 硬脑膜外血肿

（1）意识障碍。进行性意识障碍为颅内血肿的主要症状，其变化过程与原发性脑损伤的轻重和血肿形成的速度密切相关。主要有 3 种类型：①原发脑损伤轻，伤后无原发昏迷，待血肿形成后开始出现意识障碍（清醒→昏迷）；②原发脑损伤略重，伤后一度昏迷，随后完全清醒或好转，经过一段时间因颅内血肿形成、颅内压增高使患者再度出现昏迷，并进行性加重（昏迷→中间清醒或好转→昏迷），即存在"中间清醒期"；③原发脑损伤较重，伤后昏迷进行性加重或持续昏迷。因为硬脑膜外血肿患者的原发脑损伤一般较轻，所以大多表现为前两种情况。

（2）颅内压增高。患者在昏迷前或中间清醒期常有头痛、呕吐等颅内压增高症状，伴有血压升高、呼吸和脉搏变慢等生命体征改变。

（3）瞳孔改变、颅内血肿所致的颅内压增高达到一定程度，便可形成脑疝。幕上血肿大多先形成小脑幕切迹疝，除意识障碍外，出现瞳孔改变，早期因动眼神经受到刺激，患侧瞳孔缩小，随即由于动眼神经受压，患侧瞳孔散大，对侧肢体偏瘫进行性加重；若脑疝继续发展，脑干严重受压，中脑动眼神经核受损，则双侧瞳孔散大。幕上血肿者大多先经历小脑幕切迹疝，然后合并枕骨大孔疝，故严重的呼吸循环障碍常发生在意识障碍和瞳孔改变之后。幕下血肿者可直接发生枕骨大孔疝，较早发生呼吸骤停。

（4）神经系统体征。伤后立即出现的局灶症状和体征，多为原发脑损伤的表现。单纯硬脑膜外血肿，除非血肿压迫脑功能区，否则早期较少出现体征。但当血肿增大引起小脑幕切迹疝时，则可出现对侧锥体束征。脑疝发展，脑干受压严重时导致去大脑强直。

2. 硬脑膜下血肿

（1）急性或亚急性硬脑膜下血肿。因多数与脑挫裂伤和脑水肿同时存在，故表现为伤后持续昏迷或昏迷进行性加重，少有"中间清醒期"，较早出现颅内压增高和脑疝症状。伤后立即出现偏瘫等征象是由挫裂伤导致；逐渐出现的神经系统体征，则是血肿压迫功能区或脑疝的表现。

（2）慢性硬脑膜下血肿。病情进展缓慢，病程较长。临床表现差异很大，主要表现为3种类型：①慢性颅内压增高症状；②偏瘫、失语、局限性癫痫等局灶症状；③头昏、记忆力减退、精神失常等智力障碍和精神症状。

3. 脑内血肿

常与硬脑膜下血肿同时存在，临床表现与脑挫裂伤和急性硬脑膜下血肿的症状很相似。表现以进行性加重的意识障碍为主。

（二）辅助检查

CT检查有助于明确诊断。不同类型血肿各具特点。

1. 硬脑膜外血肿

表现为颅骨内板与硬脑膜之间的双凸镜形或弓形高密度影，CT检查还可了解脑室受压和中线结构移位的程度及并存的脑挫裂伤、脑水肿等情况，应及早应用于疑有颅内血肿患者的检查。

2. 硬脑膜下血肿

①急性或亚急性硬脑膜下血肿：表现为脑表面新月形高密度、混杂密度或等密度影，多伴有脑挫裂伤和脑受压。②慢性硬脑膜下血肿：CT可见脑表面新月形或半月形低密度或等密度影。

3. 脑内血肿

表现为脑挫裂伤区附近或脑深部白质内类圆形或不规则高密度影，周围有低密度水肿区。

（三）处理原则

1. 硬脑膜外血肿

（1）非手术治疗。凡伤后无明显意识障碍，病情稳定，CT检查显示幕上血肿量

＜30mL，幕下血肿量＜10mL，中线结构移位＜1.0cm者，可在密切观察病情的前提下，采用脱水降颅内压等非手术治疗。治疗期间一旦出现颅内压进行性升高、局灶性脑损害、脑疝早期症状，应紧急手术。

（2）手术治疗。有如下情况者，应尽早手术治疗：有明显颅内压增高症状和体征；CT 检查提示明显脑受压的硬脑膜外血肿；小脑幕上血肿量＞30mL、颞区血肿量＞20mL、幕下血肿量＞10mL 及压迫大静脉窦而引起颅高压的血肿。手术方法可采用骨瓣或骨窗开颅，清除血肿，妥善止血。血肿清除后，硬脑膜张力高或疑有硬脑膜下血肿时，应切开硬脑膜探查。对少数病情危急，来不及做 CT 等的检查者，应直接手术钻孔探查，再扩大成骨窗清除血肿。

2. 硬脑膜下血肿

急性和亚急性硬脑膜下血肿的治疗原则与硬脑膜外血肿相仿。慢性硬脑膜下血肿若已经形成完整包膜且有明显症状，可采用颅骨钻孔引流术，术后在包膜内放置引流管继续引流，利于脑组织膨出和消灭无效腔，必要时冲洗。

3. 脑内血肿

治疗与硬脑膜下血肿相同，多采用骨瓣或骨窗开颅，在清除脑内血肿的同时，清除硬脑膜下血肿和挫碎糜烂的脑组织。对少数脑深部血肿，如颅内压增高显著，病情进行性加重，也应考虑手术，根据具体情况选用开颅血肿清除或钻孔引流术。

（四）护理措施

颅内血肿为继发性脑损伤，故在护理中首先要根据病情做好原发性脑损伤的相关护理措施。此外，根据颅内血肿的类型和特点做好以下护理工作。

1. 病情观察

颅内血肿患者多数可因血肿逐渐形成、增大而导致颅内压进行性增高。在护理中，应严密观察患者意识状态、生命体征、瞳孔变化、神经系统体征等，一旦发现颅内压增高迹象，立即采取降颅内压措施，同时做好术前准备。对于术后患者，重点观察血肿清除效果。

2. 引流管的护理

留置引流管者应加强引流管的护理。①患者取平卧位或头低足高患侧卧位，以利引流。②保持引流通畅，引流袋应低于创腔30cm。③保持无菌，预防逆行感染。④观察引流液的颜色、性状和量。⑤尽早拔管，术后3天左右行 CT 检查，血肿消失后可拔管。

第三章　泌尿外科疾病诊疗与护理

第一节　泌尿系损伤

一、肾损伤

肾深藏于肾窝，受到肋骨、腰肌、脊椎和前面的腹壁、腹腔内脏器、上面膈肌的保护，正常肾有一定的活动度，不易受损。但肾质地脆，包膜薄，周围有骨质结构，一旦受暴力打击也可以引起肾损伤，如肋骨骨折断端可穿入肾实质而使肾脏受到损伤。肾损伤病因主要有闭合性损伤、开放性损伤和医源性损伤。肾损伤包含开放性损伤和闭合性损伤两种类型，而肾损伤中大部分是闭合性损伤。肾损伤包含肾蒂裂伤、肾挫伤、肾全层破裂和肾部分裂伤四种，其中肾蒂裂伤的危害程度最大。

(一) 临床表现

肾损伤的临床表现差异巨大。与其他器官组织损伤合并时，表现出来的症状比较难与肾损伤联系起来。因肾损伤的症状难以察觉，可能会引起血尿、疼痛、休克、出血、感染等。

1. 休克

严重肾损伤患者会因失血过多而发生休克，表现为四肢冰冷、面色苍白、体温下降和血压下降等。

2. 血液和尿液

血尿是肾脏损害的主要症状之一，大多数患者的血尿能用肉眼观察到，也可以出现镜下血尿，血尿对于肾脏损害的诊断非常重要，尤其是血尿带有血块更有意义，一般来说，血尿的程度不等于肾脏损害的程度。

3. 疼痛及肿块

伤后出现同侧肾区及上腹部疼痛，轻重程度不一。一般为钝痛，肾被膜下出血或腰部挫伤通常会导致腰痛。腰部、上腹、全腹、肩部、髋区和腰骶部都有可能出现疼痛。由于肾脏周围局部肿胀和充盈，肿块形成明显的压痛和肌肉僵硬。在肾损伤期间，由于肾脏循环时血液的淤积和尿液的外渗，会产生无外形限制并伴有疼痛的肿块。

4. 发热、感染

尿外渗和血肿易继发感染，甚至导致肾周脓肿，致使局部疼痛更加明显，同时引起发热、感冒，甚至产生中毒症状。

(二) 辅助检查

1. 通过尿液进行检查

肾损伤的关键表现之一是血尿。对伤后不能自行排尿者，应进行导尿检查。血尿程度与肾损伤程度不成正比，对伤后无血尿者，不能忽视肾脏损伤的可能性。

2. 影像学检查

（1）腹部平片检查。出现肾脏损伤需要尽早执行腹部平片检查，不然肾脏阴影轮廓会因为肠胀气而受到遮挡。在腹部平片中，如果观察到肾阴影增大和脊柱弯向伤侧等现象，可能已经发生了尿外渗和肾周出血。

（2）排泄静脉肾盂造影。通过排泄静脉肾盂造影可以掌握肾脏损伤的范围及程度。随着损伤的加重，可以观察到肾脏的变形和肾脏实质中的不规则阴影。多年来，排泄静脉肾盂造影一直是诊断腹部钝伤和泌尿系统损伤的重要方法。所有疑似肾脏损伤的患者都应及早进行造影检查，不仅能显示损伤的程度，而且能为医师判断肾脏功能的正常与否，及其是否为原病症病变而来提供帮助。但是，这种类型的诊断方法，有可能因为创伤造成肾功能降低，而引起肾脏对试剂的抑制，最终导致可能只有少部分的造影剂排出，得到的结果不尽如人意。

（3）肾动脉造影检查。经大剂量静脉肾盂造影检查伤肾未显影，此类病例中有40%左右为肾蒂损伤。通过肾动脉造影能检查出肾血管、肾实质在完整性上的非常规变化，如肾实质撕裂、肾蒂损伤、被膜下血肿等。当然，这种检查并不是对每个肾损伤患者来说都是必需的。但是临床表现中严重出血的患者应该选择肾动脉造影进行检测，以便在临床治疗中提供更准确的诊断。

（4）膀胱镜及逆行尿路造影。通过膀胱镜及逆行尿路造影能够掌握膀胱和输尿管的状态及肾脏损伤的严重程度，但有一定概率会导致被检测人员继发感染，增加伤者的疼痛，严重创伤的患者应谨慎对待。

（5）CT扫描。CT扫描在发现肾损伤和判断其严重性方面比排泄静脉肾盂造影更敏感。

（6）其他检查。B超有助于了解对侧肾脏的情况，也能观察血肿形状的变化，同时还可以对脾包膜下血肿和肝进行鉴别。但核素肾扫描在急诊情况下敏感性较CT或动脉造影差，对肾损伤的诊断及分类价值不大。

(三) 护理措施

1. 控制出血，预防休克

(1) 观察血尿，若有浓的血尿出现，表示出血持续，应让患者平躺，保持安静。

(2) 抬高下肢，以增加回心血量，预防休克的发生。

(3) 输血和输液，以增加循环血量。

(4) 行肾周围间隙引流，预防感染。

2. 放入引流管，以引流肾周围的出血及渗出物

(1) 保持引流管的通畅。

(2) 严格无菌操作，保持引流管周围无菌清洁。

(3) 遵医嘱给予抗生素。

3. 绝对卧床休息

绝对卧床休息 3 ~ 4 周，恢复后 2~3 个月不可参加体力劳动，过早离床活动可能再次出血。

4. 有手术指征则行手术治疗，积极做好术前准备

(1) 经抗休克治疗后，症状未见好转，提示有继续内出血。

(2) 血尿逐渐加重，血红蛋白及血细胞比容继续下降。

(3) 腹部肿块增大，局部症状明显。

(4) 疑有腹腔内脏损伤。

5. 术后注意事项

(1) 严密观察患者生命体征，维持生命体征的平稳，肾脏是血管极丰富的器官，且手术时止血操作较困难，所以术后有发生大出血的可能。

(2) 观察尿液的量、颜色、性质，定期进行生化检查。①准确测量并记录每小时尿量，若出现尿量 < 30mL/h，应立即报告医师。②手术后 12 小时内，尿中大多带有红色，尿液鲜红且浓时，应立即报告医师。③补充足够的液体量，维持水、电解质平衡，保持足够尿量。

(3) 患者生命体征平稳，病情许可，在术后 24 小时即可离床。

(4) 引流管在术后 5 ~ 6 天拔除。

二、输尿管损伤

输尿管位于腹膜后间隙，受到周围组织的良好保护，有相当的活动范围。

(一) 临床表现

采集患者外伤史，盆腔、腹腔、腹膜后手术史，妇科手术史及泌尿系统手术史，如出现相应的症状，应警惕输尿管损伤的可能。

输尿管损伤的临床表现较复杂，轻度黏膜损伤可仅表现为血尿和腰、腹部胀痛，症状多可在短期内缓解、消失。而部分患者如未能及时发现输尿管损伤，进而继发或合并其他脏器受损，可因休克、腹膜炎等严重的全身症状而掩盖输尿管损伤的原发症状。输尿管损伤常见的临床表现如下。

1. 腹痛及感染症状

表现为腰部胀痛、寒战，局部触痛、叩击痛。若输尿管被误扎，多数病例数天内患侧腰部出现胀痛，并可出现寒战、发热，局部触痛、叩击痛，以及扪及肿大的肾脏。若采用输尿管镜套石或碎石操作，不慎造成输尿管穿孔破损者，由于漏尿或尿液外渗可引起患侧腰痛及腹胀，继发感染后则出现寒战、发热，肾区压痛并可触及尿液积聚而形成的肿块。

2. 尿瘘

尿瘘分慢性尿瘘和急性尿瘘。后者在遭受输尿管损伤之后的几天中，伤口处可出现漏尿现象，形成盆腔、腹腔积尿或阴道漏尿。后者以盆腔手术所致输尿管阴道瘘最常见。尿瘘形成前，多有尿外渗引起的感染症状，常见伤后2～3周内形成尿瘘。

3. 无尿

双侧输尿管发生断裂或误扎，伤后即可无尿，应注意与创伤性休克所致急性肾衰竭的无尿鉴别。

4. 血尿

输尿管损伤后可出现肉眼或镜下血尿，但也可能正常，一旦出现血尿，应高度怀疑有输尿管损伤。

(二) 辅助检查

1. 静脉肾盂造影

可显示肾积水，输尿管扩张、扭曲、成角或狭窄。

2. 膀胱镜及逆行造影

膀胱镜可观察瘘口部位并与膀胱损伤鉴别，逆行造影对明确损伤部位、损伤程度有价值。

3. B 超检查

可检测出输尿管扩张以及肾积水。

4. CT 检查

能够对输尿管外伤性部位、尿外渗、合并肾损伤或别处器官的损伤观察提供对应的判别依据。

5. 阴道检查

通过阴道检查，有概率能直接看到瘘口的创伤口。

6. 体格检查

膀胱腹膜外破裂后尿外渗，下腹耻骨检查有可能触及包块，同时在上区会感觉到触痛。膀胱腹膜内破裂，有可能造成大量的尿液进入腹腔，检查有腹壁紧张、压痛、反跳痛及移动性浊音。

(三) 护理措施

1. 心理护理

输尿管损伤因为手术的损伤发病率较高，因此，心理护理显得尤为重要。要做到详细评估患者的心理状况，鼓励患者使其做好接受治疗的心理准备，与患者建立良好的护患关系，掌握患者的心理变化并给予相应的健康指导，减少医疗纠纷的发生。输尿管损伤后，患者情绪紧张、恐惧，尤其是发生漏尿或无尿时，护士在密切观察病情的同时，要向患者说明在损伤之后应该要留意的安全隐患和康复协助方法，给予患者能够痊愈的信心，以平常心对待伤病，在治疗康复期间自动配合，减轻患者的焦虑。

2. 生活护理

(1) 多次探访患者，对患者进行协助，遵循"八清洁"原则，使患者在生理上保持清洁。

(2) 观察并保持各种管路的清洁通畅，正确记录引流液的颜色及量，尿袋、引流袋定期更换。

(3) 关心患者，讲解健康保健知识。

(4) 观察尿外渗的腹部体征、腹痛的程度；观察体温的变化，每天测量4次体温，并记录在护理病例中，发热时及时通知医师。

(5) 观察24小时尿量，注意血尿情况，少尿、无尿要立即通知医师处理。

(6) 配制容易消化、营养丰富且较为均衡的饮食。避免食用大豆、牛奶等会造成腹胀的食品。做到排便通畅，必要时服润肠药。

3. 治疗及护理配合

输尿管损伤后治疗采取修复输尿管、保持通畅、保护肾功能的原则。及时采用双 J 管引流，有利于损伤的修复和狭窄的改善。

(1) 治疗方法。

①外伤造成的伤害：首先要观察患者全身状况，检查患者的其他器官是否也有损伤。应该根据输尿管的受损情况进行修复，尽量保留肾脏。

②输尿管由器械造成的伤害：伤口通常是撕裂伤，保守治疗往往可以治愈，如果尿液外溢的症状继续恶化，应尽快进行引流。

③在手术过程中，应按照现场的确切状况，对受损的输尿管进行修复。可以采取结扎尿管的方法，但要及时松开结扎线；将导管放置于输尿管中几天，便可以对输尿管切口进行缝合、修补，之后进行引流管的插入；输尿管被阻断后，在端部配对引流导管约两周。低水平切断输尿管，可行输尿管膀胱吻合术，损伤小时钳夹输尿管，有较大损伤时应进行结扎，同时可以把受损部分切除，以杜绝组织坏死而避免尿瘘的出现。当输尿管受伤过于严重，无法保留，要按照患者状况，利用膀胱组织进行输尿管成形术，防止输尿管外瘘、肾瘘的出现。

(2) 保守治疗的护理配合。

①密切监测生命体征的变化，记录及时准确。

②观察腹痛情况，不能盲目给予止痛剂。

③保持各种管路的清洁通畅，正确记录引流液的颜色及量，尿袋定期更换。

④备皮、备血、皮试，必要时做好手术探查的准备。

⑤正确记录 24 小时尿量，注意观察血尿情况，少尿、无尿要立即通知医师处理。

⑥嘱患者卧床休息，做好生活护理，保持排便通畅，必要时服润肠药。

(3) 手术治疗的护理。

①输尿管断端吻合术后留置双 J 管，在此期间嘱患者多饮水，保证引流尿液通畅，防止感染，促进输尿管损伤的愈合。

②预防感染：术后留置导尿管，注意各引流管的护理，定期更换引流袋；更换引流袋应无菌操作，防止感染，尿道口护理每天 1 ~ 2 次；女性患者每天冲洗会阴。

③严密观察尿量，间接地了解有无肾衰竭的发生。

④高热的护理：给予物理降温，鼓励患者多饮水，及时更换干净衣服，必要时遵医嘱给予药物降温。

(4) 留置双 J 管的护理。

①双 J 管的保留会引起侧腰不适，手术初期有许多背痛，它主要与输尿管放置

双 J 管后的输尿管插管、水肿和回流有关。

②双 J 管放置不当和向下运动都有可能造成膀胱刺激症状，这是患者膀胱三角形和后尿道受刺激所引起的。

③术后输尿管内放置双 J 管做内支架以利内引流，勿打折，保持通畅，同时防止血块聚集造成输尿管阻塞。

④要调整体位保持导尿管通畅，防止膀胱内尿液反流。

⑤观察尿液及引流情况：由于双 J 管放置时间长，且双 J 管的上端和下端会增加对肾盂的刺激，在膀胱黏膜中出现血尿，所以在手术之后必须时刻留意患者尿液颜色的改变；应在每天早上收集患者尿液样本，放入透明无色玻璃试管中进行颜色检查；观察到患者尿液存在亮红色，或者患者肾区肿胀疼痛和腹部不适等症状，应及时报告医师。

⑥双 J 管于手术后 1～3 个月在膀胱镜下拔除。

(四) 健康教育

(1) 输尿管损伤严重易引起输尿管狭窄，因此，应告知患者双 J 管需要定期更换，直至狭窄改善为止。

(2) 定期复查了解损伤愈合的情况及双 J 管的位置。若出现尿路刺激征、发热、腹痛、无尿等症状，及时就诊。

三、膀胱损伤

膀胱在盆骨深处，排空后肌层较厚，一般不容易受伤；当膀胱充盈时，可向下腹延伸，如果此时下腹受到猛烈撞击，很可能发生膀胱损伤，一般分为闭合性损伤、开放性损伤和医源性损伤。

(一) 临床表现

轻度膀胱壁挫伤仅有下腹疼痛，少量终末血尿，短期内可自行消失。膀胱全层破裂时症状明显，依裂口所在的位置、大小、受伤后就诊时间以及有无其他器官伴有损伤而不同。腹膜内型与腹膜外型的破裂又有其各自特殊的症候。膀胱破裂一般可有下列症状。

1. 腹痛

尿液外渗以及血肿导致下腹部产生剧烈疼痛，尿液进入腹腔后可引发严重的腹膜炎症，一般为急性炎症。伴有骨盆骨折的时候，在耻骨这个位置压痛明显。

2. 疼痛

腹下部或耻骨疼痛和腹壁强直，伴有骨盆骨折时，挤压骨盆疼痛尤为明显。血尿外渗于膀胱周围和耻骨后间隙可导致局部肿胀，一旦继发感染发生蜂窝织炎和败血症则更为危重。如尿液漏入腹腔可能出现腹膜炎的症状，腹膜重吸收肌酐和尿素氮而致血肌酐和尿素氮升高。

3. 血尿和排尿障碍

患者有尿急或排尿感，但无尿液排出或仅排出少量血性尿液。

4. 尿瘘

遭受贯穿性的伤害有可能会造成直肠或者生殖系统漏尿，而遭受闭合性的损伤可能会形成尿外渗，造成感染性尿瘘，严重时会引起膀胱及其附近脏器形成膀胱直肠瘘、膀胱阴道瘘，之后患者的泌尿系统将极易发生继发性感染。

5. 晚期症状

尿液自伤口溢出，或经膀胱直肠瘘或膀胱阴道瘘自肛门或阴道排出。膀胱容易缩小，导致尿频、尿急，并可有反复尿路感染。

(二) 辅助检查

根据受伤的历史和临床症状不难诊断，腹部受伤或骨盆骨折后，小腹出现肌肉紧张和其他迹象，除了考虑腹腔内脏器官的疾病，膀胱损伤的可能性也应考虑，当发生尿液外渗、尿腹膜炎或尿瘘时，在疑似膀胱损伤的情况下，应该做进一步的检查。

1. 尿导管插入术

如果没有尿道损伤，膀胱放入导管顺利；如果患者不能排泄尿液，应进一步了解膀胱是否破裂。可以保留导管做注水测试，和注入的数量相比，提取的数量显著降低，显示膀胱破裂。

2. 膀胱造影

导管内注入碘化钠或空气后，可以通过前、后和斜位 X 线片来确定膀胱是否破裂、破裂的位置和溢出的位置。

3. 膀胱镜检查

在膀胱无主动出血或者膀胱内有液体时，可以进行膀胱镜检查，为膀胱瘘的判断提供依据。

4. 排泄性尿路造影术

如果怀疑上尿道有损伤，可以考虑用它来了解肾脏和输尿管的情况。

(三) 护理措施

1. 生活护理

(1) 满足患者的基本生活需要。

(2) 做好引流管护理。①妥善固定、保持通畅。②准确记录引流液量、性质。③保持尿道口清洁，定期更换尿袋。

(3) 多饮水，多食易消化食物，保持排便通畅。

2. 心理护理

(1) 损伤后患者多恐惧、焦虑，担心预后情况。护士应主动向患者介绍康复知识，介绍相似病例，鼓励患者树立信心，配合治疗，减少焦虑。

(2) 从生活上关心、照顾患者，做好基本生活护理，使其感到舒适。

(3) 加强病房管理，创造整洁安静的休养环境。

3. 治疗及护理配合

患者遭受膀胱挫伤不用进行手术治疗，可以通过适当休息，同时使用抗生素以及镇静剂进行治疗，能很快治愈。

(1) 紧急处理。膀胱破裂是一种较严重的损伤，常伴有出血和尿外渗，病情严重，应尽早施行手术。护士需协助医师做好手术前的各项相关检查和护理，积极采取抗休克治疗，如输液、输血、镇静及止痛等。

(2) 保守治疗的护理。如果患者的症状较轻，且采用膀胱造影检测仅出现微量尿外渗，可选择保守治疗，将导尿管插入尿道，对患者进行持续性的引流排尿，以此保证体内尿液的正常排出，预防感染。

①密切观察患者生命体征，及时发现有无持续出血，观察有无休克发生。

②保持尿液引流通畅，及时清除血块，防止阻塞膀胱，观察并记录24小时尿液的颜色、质、量。妥善固定尿管。

③适当休息、充分饮水，保证每天尿量＞3 000mL，以起到内冲洗的作用。

④注意观察体温的变化，警惕有无盆腔血肿、感染。观察腹膜刺激症状。

(3) 手术治疗的护理。对于比较严重的病情，如患者膀胱破裂，导致出现尿外渗及出血，必须及时进行手术治疗。

①按外科手术前准备进行备皮、备血、术前检查。

②开放静脉通道，观察生命体征。

③准确填写手术护理记录单，与手术室护士认真交接。

④术后监测生命体征，并详细记录。

⑤按医嘱正确输入药物，掌握液体输入的速度，保持均匀的摄入。

⑥保持各种管路通畅，并妥善固定，防止脱落。定期更换引流袋。

⑦观察伤口渗出情况，及时更换敷料，遵守无菌操作原则。

(四) 健康教育

(1) 告知患者引流管护理的要点，如防止扭曲、打折，保持引流袋位置低于伤口及尿管，防止尿液反流。

(2) 拔除尿管前要训练膀胱功能，先夹管训练 1～2 天，拔管后多饮水，达到冲洗尿路、预防感染的目的。

(3) 卧床期间防止压疮和肌肉萎缩，进行功能锻炼。

第二节　良性前列腺增生

良性前列腺增生（benign prostatic hyperplasia，BPH）也称前列腺增生症，是导致男性老年人排尿障碍最为常见的一种良性疾病。

一、临床表现

前列腺增生多在 50 岁以后出现症状，70 岁左右更加明显。症状取决于梗阻的程度、病变发展速度以及是否合并感染和结石，与前列腺体积大小不完全一致。

(一) 尿频

尿频是前列腺增生最常见的早期症状，夜间更为明显。早期是因增生的前列腺充血刺激引起。随着梗阻加重，残余尿量增多，膀胱有效容量减少，尿频更加明显，可出现急迫性尿失禁等症状。

(二) 排尿困难

进行性排尿困难是前列腺增生最重要的症状，病情发展缓慢。典型表现是排尿迟缓、断续、尿细而无力、射程短、终末滴沥、排尿时间延长。严重者需用力并增加腹压以帮助排尿，常有排尿不尽感。

(三) 尿失禁、尿潴留

当梗阻加重到一定程度时，残余尿量逐渐增加，继而发生慢性尿潴留及充溢性尿失禁。在前列腺增生的任何阶段，可因气候变化、劳累、饮酒、便秘、久坐等因素，使前列腺突然充血、水肿导致急性尿潴留。患者因不能排尿，膀胱胀满，常需到医院急诊导尿。

(四) 并发症

①前列腺增生若合并感染或结石，可有尿频、尿急、尿痛症状；②增生的腺体表面黏膜血管破裂时，可发生不同程度的无痛性肉眼血尿；③梗阻引起严重肾积水、肾功能损害时，可出现慢性肾功能不全，如食欲缺乏、恶心、呕吐、贫血、乏力等症状；④长期排尿困难导致腹压增高，还可引起腹股沟疝、内痔或脱肛等。

二、辅助检查

(一) 直肠指检

直肠指检是重要的检查方法。典型 BPH 可扪及腺体增大，边缘清楚，表面光滑，中央沟变浅或消失，质地柔韧而有弹性。

(二) 超声检查

可经腹壁或直肠，测量前列腺体积、增生腺体是否突入膀胱，还可测定膀胱残余尿量。经直肠超声检查更为精确。

(三) 尿流率检查

一般认为排尿量在 150～400mL 时，如最大尿流率 < 15mL/s 表示排尿不畅；如 < 10mL/s 则提示梗阻较为严重。如需进一步评估逼尿肌功能，应行尿流动力学检查。

(四) 前列腺特异性抗原 (prostate specific antigen, PSA) 测定

前列腺有结节或质地较硬时，PSA 测定有助于排除前列腺癌。

三、处理原则

(一) 非手术治疗

1. 观察等待

若症状较轻，不影响生活与睡眠，一般无须治疗，可观察等待，但需门诊随访。一旦症状加重，应进行治疗。

2. 药物治疗

包括 α1 肾上腺素能受体阻滞剂、5a 还原酶抑制剂和植物类药等。

（1）α1 受体阻滞剂。能有效降低膀胱颈及前列腺平滑肌张力，减少尿道阻力，改善排尿功能。一般用药后数小时至数天即可改善症状，适用于伴有中至重度下尿路症状（lower urinary tract symptom，LUTS）的患者。常用药物有特拉唑嗪、阿夫唑嗪、坦索罗辛等。

（2）5α 还原酶抑制剂。在前列腺内阻止睾酮转变为有活性的双氢睾酮，进而使前列腺体积缩小，改善排尿症状。一般在服药 3～6 个月起效，适用于前列腺体积增大同时伴有中至重度 LUTS 的患者。常用药物有非那雄胺、度他雄胺、依立雄胺。

（3）目前临床普遍应用的植物药有伯泌松、通尿灵、舍尼通等。

（二）手术治疗

经尿道前列腺切除术（transurethral resection of prostate，TURP）是目前最常用的手术方式。近年来，经尿道前列腺切除手术和经尿道前列腺激光手术得到广泛应用。开放手术仅为巨大的前列腺或合并巨大膀胱结石者选用，多采用耻骨上经膀胱或耻骨后前列腺切除术。

良性前列腺增生的外科治疗适应证包括：①中至重度下尿路症状（LUTS），已明显影响生活质量，经正规药物治疗无效或拒绝药物治疗的患者；②反复尿潴留（至少在一次拔导尿管后不能排尿或 2 次尿潴留）；③反复血尿，5a 还原酶抑制剂无效；④反复泌尿系感染；⑤膀胱结石；⑥继发性上尿路积水（伴有或不伴有肾功能损害）；⑦良性前列腺增生合并膀胱大憩室、腹股沟疝、严重痔疮或脱肛，临床判断不解除下尿路梗阻难以达到治疗效果者，应当考虑外科治疗。

（三）其他疗法

经尿道球囊扩张术、前列腺尿道支架以及经直肠高强度聚焦超声等对缓解前列腺增生引起的梗阻症状均有一定疗效，适用于不能耐受手术的患者。

四、护理措施

（一）非手术治疗的护理／术前护理

1. 急性尿潴留的护理

（1）预防。避免急性尿潴留的诱发因素，如受凉、过度劳累、饮酒、便秘、久坐；指导患者适当限制饮水，可以缓解尿频症状，注意液体摄入时间，如夜间和社交活动前限水，但每日的摄入量不应少于 1 500mL；勤排尿、不憋尿，避免尿路感染；注意保暖，预防便秘。

（2）护理。当发生急性尿潴留时，首选置入导尿管，置入失败者可行耻骨上膀胱造瘘；一般留置导尿管 3~7 天，如同时服用 α 受体阻滞剂 3~7 天，可提高拔管成功率。拔管后再次发生尿潴留者，应评估后决定是否择期进行外科治疗。

2. 用药护理

（1）α1 受体阻滞剂：主要副作用为头痛、头晕、直立性低血压等，患者改变体位时应预防跌倒；睡前服用可有效预防副作用。

（2）5α 还原酶抑制剂：主要副作用为勃起功能障碍、性欲低下、男性乳房女性化等，必要时遵医嘱用药。

（二）术后护理

1. 膀胱冲洗的护理

术后用生理盐水持续冲洗膀胱 1~3 天，以防止血凝块形成致尿管堵塞。护理方式如下。①冲洗液温度：建议与体温接近，避免过冷或过热。②冲洗速度：可根据尿色而定，色深则快、色浅则慢。③确保通畅：若血凝块堵塞管道致引流不畅，可采取挤捏尿管、加快冲洗速度、调整导管位置等方法；如无效可用注射器吸取无菌生理盐水进行反复抽吸冲洗，直至引流通畅。④观察记录：准确记录尿量、冲洗量和排出量，尿量＝排出量－冲洗量，同时观察记录引流液的颜色和性状；术后可有不同程度的肉眼血尿，随冲洗持续时间的延长，血尿颜色逐渐变浅，若尿液颜色逐渐加深，应警惕有活动性出血，及时通知医师处理。

2. 出血

可分为手术当日出血和继发出血。

（1）手术当日出血。原因：一般是术中止血不完善或静脉窦开放所致。护理：术后采取患者制动、持续牵拉导尿管、保持冲洗液通畅、防止膀胱痉挛，遵医嘱补液输血等措施多可缓解；如经积极治疗后出血不减轻，或有休克征象，需再次手术止血。

（2）继发出血。多发生在术后 1~4 周。原因：多由创面焦痂脱落、饮酒、骑车、便秘用力排便引起。护理：如出血伴尿潴留，延长导尿管留置时间，必要时遵医嘱予以膀胱冲洗、抗炎止血治疗；如患者术后反复血尿，需警惕残留腺体较多，继发感染所致，必要时需再次电切治疗。

3. 经尿道电切综合征

是 TURP 手术病情最为凶险的并发症。

（1）原因。多因术中冲洗液大量吸收引起，以血容量过多和稀释性低血钠为主要特征。前列腺静脉窦开放、前列腺被膜穿孔、冲洗液压力高、手术时间长（＞90分钟、使用低渗冲洗液（如蒸馏水）是经尿道电切综合征的危险因素。

（2）表现。①循环系统：早期血压升高、心率快，而后变为血压下降、心动过缓。②呼吸系统：出现肺水肿，表现为呼吸困难、呼吸急促和喘息等。③神经系统：出现脑水肿，表现为头痛、烦躁不安和意识障碍等。④泌尿系统：出现肾水肿，表现无尿或少尿等。

（3）护理。应加强病情观察，如发现患者有上述临床征象，应立即遵医嘱采取下列措施。①急查血清电解质，了解钠离子水平。②静脉注射利尿剂，以促使大量水分排泄，恢复正常血容量。③纠正低渗透压、低钠血症，缓慢静脉滴注3%～5%高渗氯化钠溶液250～500mL，同时密切监测肺水肿情况，根据血清钠离子复查结果和肺水肿改善情况调整剂量。④吸氧，应用面罩加压给氧，改善肺水肿及缺氧状态。⑤抗心力衰竭，血容量增加引起心脏负荷过大，如发生充血性心力衰竭，可酌情应用洋地黄类药物，增加心肌收缩力。⑥有脑水肿征象时，应进行脱水治疗并静脉滴注地塞米松，有助于降低颅内压及减轻脑水肿。⑦抗感染，应用对肾功能无明显损害的抗生素预防感染。

4.尿失禁

（1）暂时性尿失禁。主要原因包括前列腺窝局部炎性水肿、刺激外括约肌关闭失灵；术前存在不稳定膀胱；术中外括约肌轻度损伤；气囊导尿管误放置在前列腺窝内、压迫外括约肌等。一般可逐渐恢复，膀胱刺激症状明显的患者，遵医嘱口服托特罗定治疗；加强盆底肌锻炼，以利恢复正常排尿。

（2）永久性尿失禁。由于切割过深损伤尿道外括约肌引起，表现为术后不能控制排尿，尤其站立位时，尿液不自主流出。经过1年治疗及盆底肌功能锻炼仍不能恢复，可基本确诊。姑息治疗一般以用集尿袋或阴茎夹为主。

5.尿道狭窄

（1）尿道外口狭窄。多因尿道口偏小，电切镜鞘长期压迫，牵拉导尿管的纱布压迫外口致局部坏死、感染形成的狭窄。治疗以外口扩张或切开腹侧尿道外口少许为主。

（2）膀胱颈挛缩。多由于电切过深，术后膀胱颈瘢痕挛缩狭窄，表现为排尿困难，膀胱镜检查可以确诊。治疗以冷刀切开或再次电切瘢痕组织为主。

6.附睾炎

多发生在术后1～4周，出现附睾肿大、触痛。前列腺切除术后，由于射精管的开放，因排尿时带有一定数量细菌的尿液逆流进入射精管，从而引起附睾炎。一般经卧床休息，抬高阴囊，应用敏感抗生素治疗多能缓解。

（三）健康教育

1. 非手术患者健康教育

（1）疾病相关知识教育。对接受观察等待的患者提供 BPH 疾病相关知识，包括下尿路症状和 BPH 的临床进展，特别应该让患者了解观察等待的效果和预后；同时还应该提供前列腺癌的相关知识。

（2）生活方式指导。①改变生活嗜好：避免或减少咖啡因、乙醇、辛辣食物摄入，乙醇和咖啡具有利尿作用，可引起尿量增多、尿频、尿急等症状。②合理的液体摄入：适当限制饮水可以缓解尿频症状，注意液体摄入时间，如夜间和出席公共社交场合前限水，但每日水的摄入量不应小于 1 500mL。③优化排尿习惯：伴有尿不尽症状者可以采用放松排尿、二次排尿和尿后尿道挤压等方法。④精神放松训练：伴有尿急症状者可以采用分散尿意感觉的方法，把注意力从排尿的欲望中转移开，如挤捏阴茎、呼吸练习、会阴加压等。⑤膀胱训练：伴有尿频症状者可以适当憋尿，以增加膀胱容量和排尿间歇时间。⑥伴有便秘者应同时治疗。

（3）合理用药指导。良性前列腺增生患者多为老年人，常因合并其他内科疾病同时服用多种药物，应告知患者严格遵医嘱用药。如阿托品、山莨菪碱等会抑制膀胱逼尿肌收缩，增加排尿困难。某些降压药物含有利尿成分加重尿频症状。

2. 手术患者健康教育

（1）活动指导。前列腺切除术后 1 个月内避免剧烈活动，如跑步、骑自行车等，防止继发性出血。

（2）康复指导。①肛提肌训练；若有溢尿现象，指导患者继续作肛提肌训练，以尽快恢复尿道括约肌功能。②自我观察：术后若尿线逐渐变细，甚至出现排尿困难者，应警惕尿道狭窄，及时到医院复查。

3. 性生活指导

前列腺经尿道切除术后 1 个月、经膀胱切除术后 2 个月，原则上可恢复性生活。前列腺切除术后可出现逆行射精、不射精、性欲低下等改变。可先采取心理治疗，同时查明原因，再进行针对性治疗。

4. 复查指导

术后 1 个月复查患者总体恢复情况和有无出现术后早期并发症；术后 3 个月复查 IPSS，进行尿流率检查、残余尿测定，必要时进行尿常规检查、尿细菌培养、PSA、直肠指检。

第三节 尿石症

尿石症又称尿路结石，是泌尿系统的常见病，是泌尿系统各部位结石病的总称，分为肾结石、输尿管结石、膀胱结石、尿道结石。根据结石所在部位分为上尿路结石和下尿路结石。上尿路结石是指肾结石和输尿管结石，下尿路结石包括膀胱结石和尿道结石，临床上以上尿路结石多见。其典型临床表现有腰腹绞痛、血尿，或伴有尿频、尿急、尿痛等泌尿系统梗阻和感染的症状。

一、病因

导致尿路结石的因素非常复杂。古希腊时代，人们就认为遗传、营养和气候是形成结石的原因。随着电子显微镜的应用，物理化学的知识、细胞生物学和分子生物学的研究方法使人们对尿路结石的病因有了更为深入的理解。目前普遍认为尿路结石是内因外因相结合的结果。

(一) 外界因素

外界因素包括自然环境和社会环境。地理位置处于热带和亚热带，气候湿热和干旱的地方结石发病率较高。在我国南方尿路结石率发病高于北方，与高温出汗水分丢失较多以及日照时间长、人体内维生素 ViD$_3$ 形成旺盛有关。个人对气候的适应能力也与尿石形成有一定关系。随着我国经济的发展和居民生活水平的提高，饮食中蛋白质和糖类所占比例较高，近年来，我国尿路结石发病率有升高趋势。水的硬度高低与肾积水的发生率之间的关系没有定论，但大量饮水可以降低发生肾结石的风险。从事高温作业的人员和户外工作者肾结石的发病率高，与其出汗过多、机体水分丢失有关。

(二) 个体因素

个体因素包括种族、遗传疾病、代谢性疾病、肥胖、饮食习惯和服用药物等。与尿路结石形成有关的各种代谢因素包括尿 pH 值异常、低枸橼酸尿症等。其中常见的代谢异常疾病有甲状旁腺功能亢进、远端肾小管酸中毒、痛风、长期卧床、结节病、皮质醇增多或肾上腺功能不全、甲状腺功能亢进或低下、急性肾小管坏死恢复期、多发性骨髓瘤、既往有肠道手术史、Crohn 病、乳 - 碱综合征等。肥胖患者容易患尿酸结石和草酸钙结石，目前认为胰岛素抵抗是此类人群易患结石的重要机制。这与低尿 pH 值、尿酸增高和高尿钙等有关。

药物引起的肾结石占所有结石的 1% 左右。药物诱发结石形成的原因有两类：一类为能够诱发结石形成的药物，包括钙补充剂、维生素 D、维生素 C（每天超过 4g）、乙酰唑胺（利尿药）等，这些药物在代谢过程中导致了其他成分结石的形成；另一类为溶解度低的药物，在尿液浓缩时析出形成结石，药物本身就是结石的成分，包括磺胺类药物、氨苯蝶啶、茚地那韦（抗病毒药物）等。

（三）泌尿系统因素

尿路梗阻、感染和异物是诱发结石的主要局部因素，而梗阻、感染和结石的形成可以相互促进。各种解剖异常导致的尿路梗阻是结石形成的重要原因，临床上容易引起肾结石的梗阻性疾病包括机械性梗阻和非机械性梗阻两大类。其中，机械性梗阻原因包括肾小管扩张（髓质海绵肾）、肾盏盏颈狭窄（肾盏憩室、肾盏扩张）、肾盂输尿管连接部狭窄、马蹄肾及肾旋转不良、重复肾盂输尿管畸形、输尿管狭窄（包括炎症性、肿瘤、外压性因素）、输尿管口膨出等，非机械性梗阻原因包括神经源性膀胱、膀胱输尿管反流及先天性巨输尿管等。反复发作的泌尿系统感染、肾盂肾炎是导致感染性肾结石的常见原因。

上述因素最终导致尿成分和质量的改变，通过热力学、化学动力和胶体化学的规律形成各种类型的结石。这些成分和质量的变化常称作成石的危险因素。尿液是一个非常复杂的物理化学体系，尿路结石的形成自然也是复杂的物理化学过程。不同性质的尿石可能是由相同原因所致；而同一性质的尿石可由不同原因所致，甚至往往具有两种以上的危险因素。除了感染性结石外，尿石多是人体代谢产物构成的。不同成分的尿石可以反映体内相应成分的代谢异常。尿中常见的成石成分包括钙、草酸盐、尿酸、磷酸盐和胱氨酸等。因此，任何生理系统紊乱引起成石成分在尿液高度过饱和或尿中的结晶抑制因子（枸橼酸盐、柠檬酸盐、镁、焦磷酸盐等）降低时，可以启动结石形成和促进结石生长。

二、临床表现

（一）上尿路（肾和输尿管）结石

主要表现为肾绞痛与血尿。

1.疼痛

（1）肾结石：可引起肾区疼痛伴肋脊角叩击痛，活动后出现上腹或腰部钝痛。

（2）输尿管结石典型的表现为疼痛剧烈难忍，阵发性发作位于腰部或上腹部，并沿输尿管行径放射至同侧腹股沟结石在中段输尿管，疼痛放射至中下腹部；结石处于输尿管膀胱壁段或输尿管口，可伴有膀胱刺激征及尿道和阴茎头部放射痛。

2. 血尿

活动或肾绞痛后出现血尿，以镜下血尿多见。

3. 胃肠反应

由于输尿管与肠有共同的神经支配而导致恶心、呕吐。

4. 膀胱刺激征

结石伴感染或输尿管膀胱壁段结石时，可有尿频、尿急、尿痛。

5. 感染

结石梗阻导致血液和尿液流动降低而增加感染的危险，当有感染时，患者会有发热、寒战、全身不适、脓尿等现象。

6. 肾积水和慢性肾功能不全

长期慢性梗阻可能造成患侧肾积水和肾实质萎缩。

(二) 下尿路 (膀胱和尿道) 结石

主要表现为排尿困难和排尿疼痛。

1. 疼痛

（1）膀胱结石：下腹部和会阴部钝痛或剧烈疼痛，常因活动和剧烈运动而诱发或加剧。

（2）尿道结石引起突发的局部剧烈疼痛，放射至阴茎头部，嵌入后尿道的结石则会出现会阴部和阴囊部剧烈疼痛，呈刀割样。

2. 排尿困难

结石嵌于膀胱颈口或尿道内，出现排尿费力、排尿滴沥状、尿线变细、尿流中断、急性尿潴留。

3. 血尿

常伴有初始血尿或终末血尿。

三、检查

(一) 尿常规

镜检可见较多红细胞和少量白细胞，合并感染时，还可发现尿中有脓细胞。尿沉渣晶体性状也值得注意，常见的有草酸钙、磷酸钙、尿酸晶体。

(二) 影像学检查

泌尿系 X 线片或经直肠超声检查,可发现后尿道结石,并可判断结石位置和大小。

四、诊断

男性前尿道结石可沿着尿道触及,后尿道结石经直肠指检可触及。女性尿道结石及憩室结石可经阴道触及。B 超和 X 线检查有助于明确诊断。

五、治疗

尿道结石的治疗须根据结石的大小、形状、所在部位、尿道状态及并发症的情况而定。尿道结石处理方法的选择与愈后密切相关。在尿道结石的处理中,如何预防尿道狭窄的发生是泌尿外科医师应该首要考虑的问题。结石对局部尿道的压迫、炎症改变及尿道结石处理过程中对尿道的损伤,是尿道狭窄的主要原因。因此,如何在尿道结石的处理过程中预防尿道黏膜的进一步损伤及保持尿道的完整性,是尿道结石处理的关键。

(一) 尿道结石的非手术治疗

较小的尿道结石可自行排出。对于男性前尿道结石,可向尿道内注入 2% 利多卡因乳胶,待尿道充分润滑后,用手将结石推向尿道外口,再用钳子或镊子将结石夹出。此外,逆行注入利多卡因乳胶也有扩大尿道及结石间隙和镇痛等作用。也可将探针弯成钩状将结石勾出。男性后尿道结石可在注入 2% 利多卡因胶浆后,用尿道金属探条将尿道结石推入膀胱,此后按膀胱结石处理。女性尿道较男性尿道短且直,因此,对于女性尿道结石的处理,可经阴道摸到结石及尿道内口后,用手指抵住尿道内口,防止结石滑入膀胱。再用钳子或镊子将结石经尿道外口夹出。

无论何种操作方法,都应注意操作尽量轻柔,避免损伤尿道,形成尿道出血、炎性反应,甚至脓肿、溃疡和尿瘘。进行严重损伤尿道的操作后,应留置导尿管 4～7 天,防止尿道狭窄。

(二) 尿道结石的手术治疗

尿道结石临床上大多数发生在男性,多数是由膀胱结石或上尿路结石排出过程中经过尿道时被阻或停留于尿道前列腺部、球部、阴茎部以及舟状窝或尿道外口处,少数患者的尿道结石则在尿道狭窄部近端或在尿道憩室内形成。前者有人称之为继发性结石，后者称之为原发性结石。尿道结石是泌尿外科的急症，患者痛苦大，临床上一旦诊断明确，需要马上处理。目前多数尿道结石可以通过非手术的治疗方法取出结石。例如，位于舟状窝的结石可以直接用钳夹的方法取出；位于后尿道的结石可以临时将其推回膀胱后，再择期按膀胱结石处理；对因结石梗阻引起的急性尿潴留、尿外渗、会阴脓肿及尿道瘘时，应先做耻骨上膀胱穿刺造瘘引流尿液，待一般情况改善后和局部炎性反应消退后再根据具体情况处理。

1. 尿道结石的处理原则

男性尿道结石视结石的大小、位置和有无尿道原发病变而采取不同的治疗方法。原则上前尿道结石可经尿道取石，后尿道结石嵌顿时间不长的尽量将结石送回膀胱，膀胱结石相对更方便处理。对巨大结石、经多种方法取石失败、伴有尿道原发病变的应及时采用手术治疗。阴茎部尿道结石尽量避免做尿道切开取石，以免术后形成尿瘘。目前对尿道结石的治疗有以下方法。

（1）舟状窝处结石可以用止血钳或镊子直接取出。

（2）尿道口狭窄时行尿道口切开取石。

（3）液状石蜡灌注，使结石排出。

（4）应用套石器具将结石取出。

（5）通过内腔镜，利用超声波、气压弹道、激光等经尿道碎石。

（6）开放手术取石。

2. 经会阴尿道取石术

（1）手术适应证：结石位于膜部尿道之前、阴茎阴囊交界处之后，已有嵌顿或其他方法未能取出者；该处同时存在尿道憩室，需要同时手术切除憩室；结石远端有明显的尿道狭窄。

（2）术前准备：结石嵌顿伴有尿道感染者，术前应用抗生素控制感染，待感染控制后方可手术；对于有急性尿潴留患者应行膀胱穿刺造瘘，临时性尿流改道；每天清洁会阴皮肤，术前去除毛发。

（3）手术操作要点及注意事项。

①手术前应冲洗尿道，可以用1%的苯扎溴铵或对黏膜刺激小的消毒液冲洗。

②手术切口于会阴部，纵形或倒Y字形切口，正中线切开球海绵体肌，显露尿道。

③结石近端切开尿道，取出结石后，应用金属尿道探条探查有无尿道狭窄，对有尿道狭窄的应行狭窄段切除，端端吻合术。

④合并尿道憩室的应剥离多余的憩室壁，切除多余的憩室壁部分，不至于术后造成狭窄，置入尿管后缝合、关闭尿道。

⑤伤口应反复冲洗，缝合球海绵体肌后应放置伤口引流条。

（4）术后处理。

①对于术后保留尿管的，应注意保持引流通畅，尿管宜选用小号的硅胶尿管，一般术后 10 天左右，拔除导尿管。也有人不主张留置导尿管，通过膀胱穿刺造瘘引流尿液，造瘘管可于术后 10 天左右，夹管试尿，排尿通畅后可以拔除。

②服用雌激素，防止阴茎勃起。

③术后继续应用抗生素，防止感染。

④伤口引流物可在术后 24～48 小时拔除。

⑤术后流食或半流食 3 天，尽量延迟排便，以防伤口污染。

（5）手术后并发症：尿道切开取石术临床上应用得较少，适合于复杂的病例，术前并发症多，病史长，如患儿的尿道下裂手术，吻合口的病变可以造成尿道憩室、并发结石、感染、尿外渗、会阴部脓肿等，使尿道手术并非单纯的手术取石，术后也易发生并发症，而且并发症的发生往往会造成更严重的后果。

①局部感染。这是尿道狭窄并发结石、尿道憩室并发结石的主要术后并发症。手术中止血不仔细、术后引流不彻底，以至伤口内积血，继发感染；术前准备不充分、没有很好地控制感染，术中污染也是术后感染的常见原因；术后单凭导尿管引流尿液，尿管、尿液对尿道切开处或吻合处的刺激，有人认为也是造成局部感染的原因之一。因此，充分的术前准备，术中仔细操作并做好伤口处理、尿液的引流，局部感染一般是可以避免的。

②尿道再狭窄及尿瘘形成。感染是再狭窄和尿瘘的重要原因，此外手术中尿道黏膜缝合不佳、原尿道狭窄瘢痕切除不彻底、吻合口张力过大、术后常因阴茎勃起导致出血等原因都会影响尿道伤口的愈合，所以控制、治疗感染是防止此类并发症的重要内容；术中不能单纯以取出结石为目的，保持尿道的通畅、充分的游离，可以减少尿道的张力，术前即开始应用雌激素，术后尿液引流通畅也是防止这类并发症的重要方面。

3. 耻骨上尿道取石术

（1）手术适应证。耻骨上经膀胱切开取石适用于嵌顿于后尿道的结石、无法经尿道取出、使用尿道探子亦无法将结石推回膀胱的急性尿潴留的患者；结石长时间滞留于后尿道，部分在膀胱形状呈哑铃状的较大结石。

（2）术前准备。对急性尿潴留者可先行膀胱穿刺造瘘引流尿液，术前应用抗生素；行影像学检查明确尿道梗阻情况；术前充盈膀胱。

（3）手术操作要点及注意事项。

①切开膀胱时切口应根据结石大小而定，应能伸进示指即可。

②必要时可自尿道外口放入金属尿道探子顶住结石，防止结石被推入前尿道。

③取出结石后，应检查是否有结石残留，将其取净。

④对于哑铃状结石，取石时要轻柔松动结石，避免损伤膀胱颈引发严重的出血。

⑤术中留置粗导尿管，以防术后血块堵塞，必要时还可轻度牵拉，起到压迫膀胱颈出血点的作用。

⑥膀胱前间隙放置引流管。

（4）术后处理。

①术后注意保持导尿管通畅，有血块时，应及时冲出或清理，术后10天拔管。

②伤口引流管可于术后24～48小时拔除。

③应用抗生素防止感染。

（5）术后并发症：耻骨上膀胱切开取石术手术创伤小，并发症少见，常见的是术后出血，取石时结石嵌顿严重，损伤前列腺及膀胱颈部有时出血较多，处理不当术后形成血块阻塞导尿管。术中轻柔取石、彻底止血、气囊尿管压迫颈部、及时清理血块都能防止并发症的发生或加重。

（三）尿道结石新技术的治疗

由于新技术的发展，现在临床上已很少用手术治疗尿道结石。我国自20世纪90年代以来，激光、ESWL、气压弹道碎石及各类腔镜等技术在泌尿外科领域的飞速发展与应用，具有创伤小、痛苦小、治疗效果好、费用低廉（不需住院）等优点，为患者带来福音。

1. 体外冲击波碎石术（ESWL）

有尿道结石原位体外冲击波碎石，或将尿道结石推入膀胱，按膀胱结石行体外冲击波碎石两种方法。

对于尿道结石原位体外冲击波碎石，可采取俯卧位等特殊体位避开耻骨联合，完成碎石。此方法优点是避免将结石推入膀胱，减少了患者的痛苦。另外，原位体外冲击波碎石较膀胱结石位置距体表浅，冲击波传导距离短，能量衰减少，因此结石易于粉碎。同时，碎石后立即排尿，借尿液动力的作用易于排出体外。但有学者认为，冲击波在聚焦处产生脉冲性高压振荡和高热，若行原位体外冲击波碎石，可引起尿道及周围组织损伤和烧伤。且后尿道结石位于双侧睾丸之间，冲击波可对性腺产生不良影响。

而对于将尿道结石推入膀胱后行体外冲击波碎石，应在行操作之前留置导尿管，注入适量无菌生理盐水，使膀胱中度或高度充盈，B超以膀胱作为透声窗可清晰显示结石。患者留置导尿管可随时减少膀胱内尿量，避免患者起床小便，致重新定位困难。留置导尿管还可防止体外冲击波碎石术后沙粒积聚于尿道黏膜损伤处，堵塞尿道。碎石沙粒不能回纳膀胱内，是造成碎石沙粒不能排出的主要原因。

前列腺增生及尿道狭窄合并后尿道结石患者行体外冲击波碎石治疗时，要严格掌握适应证。有中度以上前列腺增生，尤其是前叶增生为主，压迫尿道者，合并后尿道结石时，不宜行体外冲击波碎石治疗。

2. 窥镜式碎石器碎石

有以下情况者不宜行本术式：结石横径大于碎石器最大钳叶间距；结石过硬；膀胱内严重出血；膀胱容量过小；尿道狭窄；膀胱肿瘤；急性膀胱炎及儿童病例。前列腺增生较大及全身情况较差者，选择碎石应慎重。

良好的麻醉、较大的膀胱充盈度、清晰的视野及悬空操作是避免损伤、顺利碎石的关键。

3. 尿道镜直视下取石

此方法适用于后尿道结石，尤其适用于不能对尿道结石确诊，尿道憩室结石、尿道狭窄合并结石的病例。

4. 输尿管镜窥视下碎石

输尿管镜较尿道镜纤细，尤其适用于尿道狭窄合并结石，但尿道镜无法置入的病例，效果良好。

(1) 输尿管镜窥视下碎石治疗男性尿道结石有以下优点：

①微创操作，患者痛苦小。

②直视下碎石、取石，效果可靠。

③操作简单，对单纯尿道结石者，无需住院治疗。

④只要操作得当，无严重并发症。

⑤可同期观察尿道状态，了解有无并发症。

(2) 应用输尿管镜窥视下碎石治疗男性尿道结石应注意以下几点：

①直视下进镜，切忌盲目插镜。因结石嵌顿、局部尿道黏膜水肿，盲目插镜易造成尿道黏膜损伤，甚至导致假道形成或尿道穿孔。钳夹取石应在视野清晰的情况下进行，以免误夹黏膜，造成尿道黏膜撕脱。

②碎石过程中部分碎石块可被冲回膀胱。故在完成尿道内碎石、取石后，应常规推镜进入膀胱，发现较大碎石块应一并处理，以免造成结石残留。

③对合并尿潴留者，操作过程中灌注液体不宜过多过快，以能保持视野清晰，使碎石探头降温即可。若术中灌注液体过多过快，部分液体可逆行进入膀胱，加大膀胱内压，可能导致膀胱破裂而不得不进行开放手术。

5.气压弹道碎石术

气压弹道碎石技术是20世纪90年代初应用于临床泌尿外科腔内碎石的新技术。探针通过尿道镜或输尿管镜操作通道达到结石表面，粉碎结石。它的原理是将压缩气体产生的能量驱动碎石机手柄的子弹体，子弹体运动撞击探针，探针冲击结石而将结石击碎。

此项技术工作过程中能量转换无热能及电能，且探针前后振动不超过1.0mm，本身对软组织无损伤且无电场。因此，可用于严重心律失常及安装心脏起搏器患者的治疗。现已被广泛应用于泌尿系结石的治疗，具有很高的临床使用价值。

6.钬激光碎石技术

钬激光是一种脉冲式固体激光，激光波长2 100nm，它是以脉冲形式发射，其发射时间短，作用距离短，组织穿透度浅仅0.4~0.5mm。钬激光碎石原理是激光产生的能量使光纤头至结石间水汽化，并传导至结石使结石粉碎。

应用钬激光治疗尿道结石有以下优点：光纤通过尿道镜或输尿管镜直视下操作，不易损伤尿道；其操作简单、疗效可靠、需时短、创伤小、患者恢复快、并发症少，而且门诊即可完成此手术。尤其适用于尿道局部有狭窄合并结石嵌顿者，是一种值得推广的方法。

六、护理措施

（一）术前护理措施

（1）肾绞痛发作的护理：遵医嘱应用解痉、镇痛药物并观察用药后反应。

（2）心理护理：应主动关心患者，以亲切耐心的态度向患者及家属讲解与疾病有关的知识和治疗手段，取得信任，并鼓励患者说出自己的思想顾虑，减轻患者及家属的心理负担，帮助患者树立战胜疾病的信心。

（3）加强术前健康宣教：评估患者对手术的耐受力，解释手术的必要性、手术方式、术后注意事项及手术后可能出现的不适与并发症。

（4）术前常规准备：协助完善相关术前检查，包括实验室检查及影像学检查，做好术中用血准备；术前行抗生素过敏试验，做好个人卫生；指导有效咳嗽、排痰的方法，进行床上排便训练；术前遵医嘱禁食12小时，禁饮6~8小时。

（二）术后护理措施

（1）病情观察。了解患者麻醉及手术方式，持续心电监护、吸氧，严密监测生命体征、氧饱和度，密切观察伤口及敷料情况，保持伤口敷料清洁、干燥。

（2）疼痛护理。评估患者疼痛位置、性质、程度，根据疼痛评分，鼓励患者深呼吸、听音乐分散注意力，必要时遵医嘱应用镇痛药并观察用药后反应。

（3）管道护理。

①留置导尿管。保持尿管通畅，妥善固定，防滑脱，定时挤压，避免折叠、受压而引流不畅。术后正常颜色多为淡红色，之后逐渐变清，如有持续鲜红色血尿，及时通知医生，遵医嘱给予膀胱冲洗或止血处理。尿道口每日清洗2次，每日更换引流袋。

②肾造瘘管。保持各造瘘管通畅，妥善固定，防滑脱，定时挤压，避免折叠、受压而引流不畅，观察引流液性质、颜色、量的变化，若引流液为鲜红色且量较多、血压降低时，应及时报告医生采取措施，如夹闭造瘘管、加快输液速度、应用止血药等。保守治疗无效时，应手术止血。每日更换引流袋。

③输尿管支架管。置管时间15～30天，期间多饮水，避免做突然下蹲的动作及剧烈活动，防止支架管移位。

④膀胱造瘘管。保持造瘘管引流通畅，妥善固定，防滑脱，定时挤压，避免折叠、受压，防止尿液引流不畅导致尿潴留。引流袋不可高于引流部位，防止尿液反流。观察有无出血。一般在术后6～8周，当皮肤形成窦道后方可首次更换造瘘管，每2～3个月更换1次。

（4）体位与活动。术后常规平卧位6小时，头偏向一侧，保持呼吸道通畅。麻醉清醒后可半卧位，根据患者情况尽早下床活动。

（5）饮食护理。术后6小时可少量饮水，待肠蠕动恢复后进食流质饮食。第2～3天，由半流质饮食过渡到普食，以少量多餐为原则，注意进食营养丰富、易消化的粗纤维食物，保持大便通畅，避免便秘。

（6）合理使用抗生素，避免感染。

（7）常见并发症的护理及预防。

①出血。多饮水，达到冲洗的目的。术后常规应用止血药。密切观察引流管及尿管引流液颜色、量的变化，发现异常，及时处理：若引流液为鲜红色且量较多、血压降低时，应及时报告医生采取措施，如夹闭造瘘管、加快输液速度、应用止血药等。保守治疗无效时，应手术止血。

②感染。密切监测生命体征，出现体温升高、白细胞计数增高、血压降低等情况时，及时通知医生，合理使用抗生素，做好管道护理。

七、健康教育

(一) 大量饮水

每日饮水 1 000 ~ 4 000mL，保持每日尿量大于 2 000mL，尤其睡前及半夜饮水效果更好，可增加尿量，稀释尿液，减少尿中晶体沉积。

(二) 活动

饮水后多活动，以利于结石排出。

(三) 饮食指导

根据结石成分调节饮食结构。含钙结石者宜食用含纤维丰富的食物，限制牛奶、奶制品、豆制品、巧克力、坚果等含钙多的食物摄入；限制含有草酸多的食物如浓茶、菠菜、西红柿、土豆、芦笋等的摄入。避免摄入大量动物蛋白、精制糖和动物脂肪。尿酸结石患者不宜食用含嘌呤高的食物，如动物内脏、豆制品、啤酒。

(四) 用药指导

维生素 B6 有助于减少尿中草酸含量，氧化镁可增加尿中草酸溶解度。严格遵医嘱使用抗菌药物控制感染。

(五) 预防骨脱钙

伴甲状旁腺功能亢进者，必须手术摘除腺瘤或增生组织。鼓励长期卧床者进行功能锻炼，防止骨脱钙，减少尿钙含量。

(六) 预防结石

有尿路梗阻、尿路异物、尿路感染、长期卧床患者，应及时治疗，避免结石发生。

(七) 复诊

定期做尿液检查及 X 线、B 超检查，观察有无复发或残余结石。若出现剧烈肾绞痛、恶心、呕吐、寒战、高热、血尿等症状，及时就诊。

第四节 急性化脓性感染

一、肾皮质化脓性感染

肾皮质化脓性感染是细菌经血行进入肾脏皮质引起的严重感染，形成脓肿时称为肾皮质脓肿。

(一) 病因与病理

1. 病因

(1) 细菌感染：致病菌多为金黄色葡萄球菌，也有大肠杆菌和变形杆菌等。

(2) 远处炎症病灶经血行播散引起：大多数患者由疖、痈龋齿、扁桃体炎、肺部感染、骨髓炎和前列腺炎等引起。

2. 病理

初期病变局限于肾皮质，形成多发微小脓肿，这些微小的脓肿可集中合成多房性脓肿。多数病例由于治疗及时，控制炎症，肾皮质感染能自行消失；一部分未及时治疗者，小脓肿融合成大脓肿，称为肾脓肿，若全肾均被破坏形成大脓肿时，则称为脓肾；少数病例发展到晚期，可穿破肾被膜，侵入肾周围脂肪，形成肾周围炎或肾周围脓肿。

(二) 病情判断

1. 症状

多为突然发作，有寒战、高热、食欲减退、出汗、乏力等脓毒血症表现；化脓性病灶局限于肾皮质，使肾被膜张力骤增而引起患侧腰痛，有时呈持续剧烈疼痛，但无尿路刺激症状。

2. 体征

患侧肋脊角有明显压痛及叩击痛，可伴有肌紧张；患侧有时可触及肿大的肾脏，局部肌肉紧张，肾区皮肤水肿。

3. 辅助检查

发病 2 ~ 3 天后，尿液白细胞可增多，尿沉渣涂片或中段尿培养可查到致病菌，但在多数情况下，尿液检查正常；血白细胞总数和嗜中性粒细胞数增高，血培养可有致病菌生长，且与尿培养一致。

腹部 X 线平片可见肾影增大或肾影模糊，静脉肾盂造影显示肾盂肾盏显影延迟，还可见肾盂肾盏被压迫变形。B 超可见不规则的脓肿轮廓，肾窦回声偏移，脓肿为低回声区；CT 肾扫描显示肾皮质腔内有脓液。放射性核素扫描显示肾内占位性病变。

(三) 护理措施

处理原则：控制感染，及时行脓肿切开引流。

1. 应用抗生素

早期肾皮质脓肿应及时使用抗生素，如青霉素、红霉素、头孢菌素、万古霉素以及氨基糖苷类等。

2. 切开引流

若肾痈形成或并发肾周脓肿，需施行切开引流术。护理上应按医嘱继续应用有效的抗生素；妥善固定，保持引流通畅，翻身活动时避免引流管被拉出、扭曲、引流袋接口脱落；保持切口局部清洁干燥，敷料渗湿时及时更换；观察引流液的量、色、性状及气味。若体温和血白细胞降至正常，引流管无脓液引出，B 超或 CT 复查证明脓肿消失，可拔除引流管。

二、肾周围炎与肾周围脓肿

肾周围炎是周围脂肪、结缔组织之间发生的感染性炎症，如为化脓性感染形成脓肿，则为肾周围脓肿。肾周围炎和肾周围脓肿是同一疾病的不同阶段。肾周围炎未经及时治疗可发展成肾周围脓肿。肾周围脓肿可向上蔓延至膈下，也可沿腰大肌下行至盆腔。以单侧多见，右侧多于左侧，男性较多，发病年龄常为 20~50 岁。

(一) 病因

1. 细菌感染

病变在肾深筋膜与肾周围筋膜之间，以金黄色葡萄球菌及大肠杆菌感染多见。

2. 由肾皮质小脓肿破裂侵入肾周围组织而形成脓肿

肾内病变如肾实质脓肿、肾盂积脓、肾结核及肾癌等破溃至肾周；肾周围病变如盲肠后位阑尾积脓、脊柱结核脓肿、肝脓肿、肾区手术后感染、肾外伤及肾囊封闭引起的感染，均可直接蔓延造成肾周严重感染。

3. 由远处炎症通过血行感染直接蔓延到肾周围组织

一般多见于皮肤疖肿、甲沟炎、疏松结缔组织炎、扁桃体炎、牙周炎、化脓性骨髓炎、前列腺炎和回盲部疾患等，经血运或淋巴引流到肾周围而发病。

(二) 病情判断

1. 症状及体征

肾周围炎起病慢，患侧腰部钝痛，肾区叩痛。肾周脓肿形成时患者有畏寒、持续高热等症状；患侧腰部和上腹部疼痛，常有肋脊角叩痛，患侧腰部肌肉紧张和皮肤水肿，并可触及痛性包块；严重者，当患侧下肢屈伸及躯干向健侧弯腰时，均可引起剧痛。

2. 辅助检查

血常规检查示血白细胞计数升高；尿常规检查，尿中可有脓细胞；血液培养可发现细菌生长。腹部 X 线片显示肾影不清、肾区密度增加，腰椎向一侧弯曲、凹向患侧，腰大肌影模糊；静脉尿路造影见患侧肾显影差或不显影。胸片可见肺下叶浸润、胸腔积液、膈肌抬高，胸部透视可发现膈肌活动受限。B 超检查可显示肾周围有一低回声的肿块；CT 肾区扫描可见肾脏移位、肾周围有低密度肿块，患侧肾增大，肾周围筋膜增厚，有时可见气液平面。

(三) 护理措施

处理原则：控制感染，促进炎症吸收，及时行脓肿切开引流。

1. 脓肿形成前的护理

控制感染，遵医嘱及时应用抗生素防治感染，行局部理疗以促进炎症吸收；卧床休息，服用解热镇痛药；加强营养，提高机体免疫力。

2. 脓肿切开引流术后护理

脓肿形成后，应及时行切开引流或在 B 超引导下穿刺置管引流。按医嘱继续应用有效的抗生素。保持引流通畅，伤口局部清洁换药。观察引流效果，若体温和血白细胞降至正常，引流管无脓液引出，B 超或 CT 复查证明脓肿消失，可作为拔引流管的指征。

3. 做好肾切除的术前准备

肾周围脓肿若继发于尿路结石或继发于感染的肾积水，该侧肾功能往往严重损害，应考虑做肾切除术。护理上应做好相应的术前准备，包括配血和皮肤准备等。

三、肾积脓

肾积脓为肾脏严重化脓性感染，肾实质全部破坏，形成一个充满脓液的"肾囊"。

(一) 病因

上尿路结石引起梗阻、继发感染最为常见，其次是肾和输尿管畸形引起感染性肾积水；也可继发于肾盂肾炎。据报道，60.5%的肾积脓是由尿路结石引起，致病菌以大肠杆菌最为多见，其次是变形杆菌。

(二) 病情判断

1. 症状

急性发作，以发热、寒战、全身乏力、呕吐和腰部疼痛为主，严重者迅速发展为败血症。

2. 体征

肾区叩击痛。

3. 辅助检查

血常规检查可见白细胞升高；血、尿细菌培养阳性。腹部平片显示肾影不清，有时可发现上尿路结石；静脉肾盂造影显示肾脏积液合并尿路梗阻；B超可进一步明确梗阻和积水平面；CT肾扫描可显示肾脏内有脓液聚积。

(三) 护理措施

处理原则：控制感染，行肾造瘘引流；如患肾功能已丧失，而对侧肾功能正常，可考虑做患肾切除术。

(1) 卧床休息，嘱患者多饮水。

(2) 控制感染：做好肾造瘘引流术后的护理；遵医嘱应用合理有效的抗生素。

(3) 营养支持，提高机体抵抗力。

(4) 做好手术患者的术前准备。

四、急性膀胱炎

急性膀胱炎发病急，病程较短，如治疗及时，症状多在1周内消失。

(一) 病因与病理

(1) 膀胱内在因素：如膀胱内有结石、异物、肿瘤等，破坏了膀胱黏膜的防御能力，有利于细菌侵入。

(2) 膀胱颈部以下的尿路梗阻、各种原因导致支配膀胱的神经损伤等，均可引起排尿困难，残余尿成为细菌生长的良好培养液而引起感染。引起膀胱炎的细菌以大肠杆菌最常见，其次是葡萄球菌、变形杆菌、克雷伯杆菌及铜绿假单胞菌。

（3）其他：急性膀胱炎在女性常与经期、性交有关，在男性如有慢性前列腺炎，可在性交或饮酒后诱发膀胱炎。

感染途径以上行性感染最常见，女性膀胱炎发病率高于男性，原因为女性尿道短，邻近阴道和肛门，易被感染；女性尿道口解剖异常，如尿道后缘有隆起的处女膜（称为处女膜伞）阻挡或尿道末端纤维环相对狭窄，可引起尿液反流而感染；女性新婚期性交时尿道口受压内陷或损伤，引起阴道和尿道黏膜防御机制受损而导致膀胱炎，称为"蜜月膀胱炎"。下行性感染指膀胱炎继发于肾脏感染、邻近器官感染如男性前列腺炎及女性尿道旁腺炎，阑尾炎等也可直接蔓延或经淋巴途径引起膀胱炎。医源性感染是膀胱及尿道内应用器械检查或治疗时，细菌可随之进入膀胱，造成医源性感染。

浅表膀胱炎病变仅累及黏膜、黏膜下层，可见黏膜充血、水肿、多发点状或片状出血或瘀血，偶见表浅溃疡或脓苔覆盖，肌层很少受侵犯，病变以尿道内口及膀胱三角区最明显。镜下所见除黏膜水肿外，还有黏膜脱落，毛细血管明显扩张，多数白细胞浸润可延伸至肌层。

（二）病情判断

1.症状

（1）尿频、尿急、尿痛：发病突然，排尿时尿道有烧灼痛、尿频、尿急的典型症状。严重时几分钟排尿一次，每次排尿甚少，且不分昼夜，患者十分痛苦。

（2）全身症状：单纯性膀胱炎无全身症状或仅有低热，当并发急性肾盂肾炎或前列腺炎、附睾炎时才有高热及其他全身症状。

2.体征

尿液浑浊，有时出现血尿，以终末血尿更常见。耻骨上区可有轻度压痛。

3.辅助检查

血常规检查示白细胞升高；尿常规检查见尿中有白细胞、红细胞及脓细胞；中段尿培养有细菌生长。B超、静脉肾盂造影有时可发现有结石、肿瘤及肾脏结构异常等。

（三）护理措施

处理原则：控制感染，对症治疗。

（1）卧床休息，鼓励患者多饮水，避免刺激性食物。

（2）热水坐浴或耻骨上热敷，可改善局部血液循环，促进炎症吸收，减轻症状。

（3）口服碳酸氢钠以碱化尿液，减少对尿路的刺激。

（4）遵医嘱应用抗生素。在药敏试验出结果之前，可选用磺胺类、头孢菌素类、喹诺酮类药物。应尽量采用短程的三日疗法，避免不必要的长期用药，以免产生耐药性或增加不良反应。

（四）预防

注意个人卫生，使致病菌不能潜伏在外阴部。由于性生活后引起的女性膀胱炎，建议性交后用力排尿。同时服磺胺类药物有预防作用。积极处理易感因素等。

五、急性附睾炎

急性附睾炎在各种年龄的男性均可发生，尤其好发于 20～40 岁的青壮年，约占全部患者的 70%，中老年男性发病率较低。

（一）病因与病理

1. 病因

（1）继发于后尿道炎、前列腺炎、精囊炎：上述感染的细菌经输精管进入附睾引起感染。国外有研究认为，35 岁以前的附睾炎多由性交后感染沙眼衣原体和（或）淋球菌等病原体所致，而 35 岁以上则多由革兰阴性的肠道杆菌引起尿道感染所致。但同性恋的男性也可以在肛交后发生肠道杆菌感染致附睾炎。

（2）器械使用：尿道镜、膀胱镜、输尿管镜检查以及长期留置导尿管等，也可引起逆行细菌感染。

（3）扁桃体炎、牙齿感染或全身感染时，致病菌进入血流也可导致附睾炎的发生。

（4）手术：前列腺切除术等，也可并发附睾感染。

2. 病理

附睾炎早期是一种蜂窝织炎，一般开始于附睾尾部，然后向附睾的体部和头部蔓延，进而波及附睾全部。附睾肿大、硬结，小管上皮水肿脱屑，管腔内充满脓性分泌物，进一步发展可形成微小脓肿，并可引起精索增粗，睾丸也可肿胀，若双侧炎症可造成不育症。

（二）病情判断

1. 症状

睾丸疼痛，多数患者在剧烈运动或性交后起病，也有在睡眠时突然发病，患侧阴囊突然出现剧烈疼痛，沿精索向上放射至腹股沟区及耻区。全身症状有寒战、高热（可达40℃）、恶心、呕吐等。部分患者可伴有膀胱刺激症状。

2. 体征

患侧附睾明显肿大、发硬，与睾丸界限不清，触痛明显；输精管增粗，阴囊肿胀；伴急性前列腺炎的患者尿道口有少量分泌物流出。

3. 辅助检查

血白细胞明显升高，有核左移；儿童附睾炎常伴有大肠杆菌或铜绿假单胞菌引起的尿路感染，因此需做尿液培养；附睾炎患者的致病菌可通过中段尿及尿道分泌物的染色涂片或培养来确定。彩色多普勒B超可显示阴囊内容物的解剖影像，便于了解附睾与睾丸肿胀及炎症范围，并有助于鉴别附睾炎和精索扭转。

（三）护理措施

处理原则：控制感染，对症处理，及时排脓。

1. 减轻阴囊肿胀与疼痛

卧床休息，用"丁"字带托起阴囊，可减轻疼痛。完全消肿常需3~4周。炎症早期冷敷，防止肿胀加重，或外用金黄散、大黄粉外敷；晚期热敷或理疗，加速炎症消散。如附睾疼痛较重，可使用止痛药。

2. 防治感染

遵医嘱早期应用抗生素。抗生素以头孢三代和喹诺酮类为主，大环内酯类也有较好的效果。急性期避免性生活、体力活动，因二者均可加重感染，即使急性期后，在患者自身及性伙伴得到彻底治疗前也应避免非保护性性交。

3. 做好脓肿切开引流术后的护理

急性附睾炎若穿破并扩散至阴囊形成的脓肿应切开引流，并做好切开术后的护理。观察伤口敷料渗液情况，及时更换渗湿敷料。如脓性分泌物渗出较多，可行细菌培养及药物敏感试验，以协助合理使用抗生素。

（四）预防

及时发现并彻底治疗尿道感染及前列腺炎，可有效预防非性传播附睾炎的发生。为预防性传播所致的附睾炎，对有感染的性伙伴必须进行治疗。

六、急性化脓性睾丸炎

睾丸炎是睾丸感染后的急性炎症反应。

（一）病因与病理

急性化脓性睾丸炎多发生于尿道炎、膀胱炎、前列腺炎等患者。细菌经淋巴或输精管至附睾，然后扩散到睾丸引起附睾睾丸炎。常见的致病菌有大肠杆菌、变形杆菌、淋球菌、铜绿假单胞菌、葡萄球菌、链球菌及沙眼衣原体等。有报道有免疫缺陷的患者，还可见由隐球菌、弓形虫、副流感病毒、白念珠菌等感染所致的睾丸炎。

肉眼见睾丸出现不同程度的增大、充血、紧张。切开睾丸时可见小脓肿。镜下可观察到多数局灶性坏死，结缔组织水肿及分叶核粒细胞浸润，输精管有炎症、出血、坏死，严重者可形成睾丸肿胀及睾丸坏死。

（二）病情判断

1. 症状

睾丸疼痛，以疼痛、肿胀为特征，但表现不一，可为轻微不适，也可出现剧烈疼痛。多为单侧性，疼痛可向腹股沟处放射。全身症状有高热、寒战、恶心、呕吐等，还可出现头痛及肌肉酸痛。

2. 体征

阴囊皮肤发红、水肿，睾丸肿大，常伴鞘膜积液。直肠指检有时可发现前列腺增大、压痛、局部温度升高。

3. 辅助检查

血常规检查有白细胞升高；血培养可能有致病菌生长。B超可见睾丸增大，血流丰富。

（三）护理措施

处理原则：控制感染、止痛。睾丸鞘膜积液者，如积液量少、无任何症状，则不需手术；积液量多、体积大伴明显症状时，可行手术切开引流以减轻鞘膜内压力，必要时还可将附睾切除。

（1）卧床休息，托高阴囊，局部可用冷敷或热敷以减轻症状，必要时可用止痛药。

（2）按医嘱早期应用抗生素，抗感染治疗方案与急性附睾炎同。

（3）做好鞘膜积液或鞘膜积脓切开引流术后的护理，术后局部予以加压包扎以防血肿形成，保持引流通畅，观察并记录引流液的量、性质和颜色，及时更换敷料以保持局部清洁。

(四) 预防

去除诱因, 如因长期留置尿管而引起睾丸炎者, 应尽早拔除导尿管。鼓励患者多饮水, 每天 2 000 ~ 3 000mL, 并及时排尿。

七、急性尿道炎

尿道炎是由致病菌引起的尿道感染, 女性发病率高, 任何年龄均可发生。

(一) 病因与感染途径

诱发因素有: 尿道损伤、异物和梗阻致尿道黏膜保护机制受损; 性交时尿道外口位置内移使细菌易进入尿道; 雌激素水平下降, 阴道萎缩, 尿道口也向阴道口回缩, 尿道黏膜保护机制降低; 局部抵抗力降低, 如月经来潮、妊娠等易引起尿道感染。急性尿道炎的致病菌以大肠杆菌、变形杆菌和粪链球菌为常见, 其他包括淋病双球菌、支原体、阴道滴虫等。上行感染是女性尿道炎的主要感染途径, 细菌经尿道外口进入尿道; 下行感染是细菌经肾排出, 随尿液感染尿道。

(二) 病情判断

1. 症状

(1) 疼痛: 起病急, 尿道灼热刺痛, 也可表现为性交疼痛。

(2) 排尿障碍: 尿频、尿急和排尿不尽感。

2. 体征

尿道口黏膜红肿、发痒和刺痛; 尿道触诊有压痛; 尿道分泌物可为黏液性或脓性。

3. 实验室检查

尿三杯试验: 第一杯有大量脓细胞和红细胞; 第二、第三杯基本正常。尿道分泌物涂片及培养可见致病菌。

(三) 护理措施

处理原则: 控制感染, 治疗原发病。

1. 多饮水

以增加尿液对尿道的冲洗作用。

2. 按医嘱早期应用抗生素

以青霉素类药物为主, 也可用头孢菌素 (头孢曲松)。感染初期使用头孢曲松

25mg，肌内注射，并口服复方磺胺甲噁唑，一般 7～14 天为 1 个疗程。若病情较重，合并生殖系感染，应适当延长抗生素的疗程。

3. 对症处理

口服碳酸氢钠以碱化尿液，减少对尿路的刺激。用 1/5 000 高锰酸钾溶液坐浴等能减轻症状。

(四) 预防

增强体质，提高机体抵抗力。注意外阴清洁，避免交叉感染。配偶也应同时治疗，以免重复感染。

第五节　肾癌

肾癌是指源于肾实质泌尿小管上皮系统的恶性肿瘤，又称肾细胞癌（renal cell carcinoma，RCC），占肾恶性肿瘤的 80%～90%。发病年龄可见于各年龄段，60～70 岁达发病高峰，男性发病率、死亡率明显高于女性，男女比例为 2∶1，城市发病率高于农村。

一、临床表现

早期 RCC 常无临床症状，常因健康查体或因其他疾病检查时 B 超或 CT 而发现。据我国 1995～2005 年国内文献报告，无症状 RCC 占 13.8%～48.9%，平均在 33%，而国外同期的无症状 RCC 所占的比例占 50%，也就是说接近一半的患者，是没有任何临床表现的，肿瘤是通过查体发现的，因此在早期 RCC 的诊断上，体格检查十分重要。

既往将 RCC 患者出现的血尿、腰部或上腹部肿块和腰痛统称为"肾癌三联症"，曾被认为是 RCC 的典型临床表现。但有"肾癌三联症"表现的 RCC 患者不到 RCC 患者总数的 15%，这些患者诊断时往往为晚期。因由临床表现而就诊的 RCC 患者常常仅表现有其中的一个或两个症状，其中以血尿最为常见。

血尿临床上表现为肉眼全程血尿，可反复发作及自行缓解，初次血尿时患者常忽视，但当间歇数天或数月后再次出现血尿，从而引起注意。血尿时可无其他不适，但血尿伴随血块引起输尿管梗阻时可出现腰部剧痛，或者出血量多时可伴有细长形的血条。RCC 出现血尿表明肿瘤已侵犯肾盏或肾盂，往往不是早期 RCC 的信号。

腰部或上腹部肿块是 RCC 的另一常见症状，往往代表肾脏肿瘤较大或为巨大，但当患者体瘦时，部分肾下极肿瘤虽不大时但也可扪及。患者体检时腰部或上腹部肿块一般无压痛，质硬，表面尚光滑，可随呼吸活动，但当肿瘤固定，意味着肿瘤已侵犯邻近脏器或组织。

腰部疼痛较血尿和腰部或上腹部肿块少见，常为钝痛或坠痛，局限于上腹部或肾区，一般是由于肿瘤牵连肾被膜或瘤内出血所致，当肿瘤侵犯周围组织时常表现持续性疼痛，而侵犯腰椎或神经根时常为剧痛。

少部分患者临床上可有下肢浮肿或男性左侧精索静脉曲张的表现，往往与上述症状伴随，是肾血管或腔静脉中瘤栓或肿瘤压迫左肾血管所致。

10%~40% 的 RCC 患者会出现副瘤综合征，副瘤综合征可能是 RCC 的早期表现或者是癌症复发的预兆。副瘤综合征的产生是由于肿瘤组织分泌的物质，或是体液因子在应答 RCC 时产生的物质或免疫系统的反应产物等。肾癌副瘤综合征可涉及几乎全身所有的器官系统，临床表现多样，主要表现为高血压、贫血、体重减轻、恶病质、发热、红细胞增多症、肝功能异常、高钙血症、高血糖、血沉增快、神经肌肉病变、淀粉样变性、溢乳症、凝血机制异常等改变。

在 RCC 患者中，多达 1/3 病例其首发症状为发热、体重减轻和易疲劳。高钙血症是最常见的副瘤综合征之一，13%~20% 的患者会出现高钙血症，但高钙血症的出现和程度与肿瘤的级别和存活率没有明显的联系。临床上，高钙血症具有广泛的征兆和多器官系统受累的症状。患者的主诉可以是昏睡无力、恶心、疲劳、虚弱和便秘等。RCC 患者另外一个常见的副瘤综合征就是高血压。在年龄相关对照组高血压的发病率接近 20%，而在肾细胞癌患者中其发病率接近 40%，该高血压往往与低度恶性的透明细胞癌相关。

另外，在初诊的 RCC 患者中，大有 30% 为转移性 RCC，其中部分患者的转移灶引起的症状是最初症状，检查后发现是 RCC 转移。如骨转移引起疼痛、活动障碍或病理性骨折；肺转移后的咳嗽、咯血；脑转移的头痛、呕吐及视物模糊；皮下转移性结节等——而追问患者病史，肾脏局部可无明显症状。

二、诊断

各种影像学检查可为肾肿瘤的临床诊断、评价 RCC 的临床分期、判断是否可选择手术治疗、决定手术方式及手术入路等提供重要的参考依据。中华泌尿外科学会制定的《肾细胞癌诊治指南》中推荐对怀疑有肾肿瘤的患者的影像学诊断必须包括的检查项目有腹部超声波检查、胸部 X 线片、腹部 CT 平扫和增强扫描，其中腹部 CT 平扫和增强扫描及胸部 X 线片是术前临床分期的主要依据。其他影像学检查项目可根据医院的医疗设备条件、患者的临床表现和经济状况、RCC 的临床分期以及拟实施的术式等选择进行。

（1）腹部 X 线（KUB）检查可显示腹部及盆腔一些实质性脏器的轮廓、肾脏及肋骨的位置等，可为开放性手术选择手术切口提供帮助。

（2）对未行 CT 增强扫描，无法评价对侧肾功能者需进行核素肾图或静脉尿路造影（IVU）检查。

（3）对碱性磷酸酶升高或有相应骨症状者需进行核素骨扫描检查。

（4）对胸部 X 线片有可疑结节、临床分期≥Ⅲ期的 RCC 患者需进行胸部 CT 扫描检查。

（5）对有头痛或相应神经系统症状的患者需进行头部 CT、磁共振成像（MRI）扫描检查。

（6）对肾功能不全、超声波检查或 CT 检查提示下腔静脉瘤栓患者需进行腹部 MRI 扫描检查。超声造影、多层螺旋 CT（MSCT）及 MRI 扫描主要用于肾肿瘤的诊断和鉴别诊断，对具备这些检查设备的医院以及具有良好经济条件的患者可选择这些检查项目。由于费用昂贵，正电子发射断层扫描（PET）或 PET-CT 检查主要用于发现远处转移病灶以及评定化疗或放疗的疗效。

（一）超声

超声检查在健康人群查体中是发现肾脏肿瘤的主要手段，也是诊断肾肿瘤最常用的检查方法。传统的灰阶超声的回声可笼统反映肿瘤内的组织学特点，大部分 RCC 的超声影像表现为低回声或等回声，少部分表现为高回声；肿瘤内有无回声区及周边有低回声声晕也被认为是判断恶性的指征。但有部分 RCC 不具备这些特点，需借助 CT 或 MRI 等进行鉴别诊断。超声检查诊断 RCC 的敏感性及特异性与肾肿瘤的大小密切相关，对 0～5mm、5～10mm、10～15mm、15～20mm、20～25mm 与 25～30mm 的肾肿瘤，超声与 CT 检出敏感性分别为 0% 与 47%、21% 与 60%、28% 与 75%、58% 与 100%、79% 与 100%、100% 与 100%。常规超声检查对肾脏小肿瘤的检出不如 CT 敏感，但在 10～35mm 的病变中，超声与 CT 检查鉴别肿物为囊性或实性的准确率分别为 82% 与 80%。

良性肿瘤血管分支规则，排列有序，动脉分支由粗到细，有完整的内皮和肌层结构；而恶性肿瘤血管有大量不规则的分支，血管排列紊乱，呈放射状穿入肿瘤内，易成角，通常可见邻近血管间的连通。在血流动力学方面，恶性肿瘤血管存在动静脉交通；肿瘤内缝隙间压力可引起低速血流；动脉末端常常不是毛细血管网，而是畸形的盲端袋；内皮细胞间的缺口造成异常的渗出；血管壁的肌层发育不良，造成的血管收缩不良而形成不规则血流等也构成恶性肿瘤血流的特点。

近年来，超声造影剂的研究取得进展，静脉内注射超声造影剂能提高血流的回声，增强多普勒信号，提高低速细小血流的检出，同时，谐波超声造影能显示肿瘤的微血管，进行肿瘤微血管的实时成像，为肾脏肿瘤的评估提供了新的平台。超声造影能够很好显示肾脏内各级血管分支、肾组织及其肿瘤外周或内部微小血管灌注情况，提高了肾脏肿块的良恶性鉴别诊断率，尤其对于囊性肾癌或囊肿内壁结节或囊肿恶变，其可明显改善普通彩超偏低的血流显示率，从而明确诊断，并增加了超声与病理诊断的符合率。

注射超声造影剂后，良、恶性肿瘤内血流显示都相应增强，但增强程度和持续时间有显著差异，恶性肿瘤血流显像增强程度明显高于良性肿瘤，造影剂廓清也较良性肿瘤快，可以根据这些特点来判断肿物的良恶性。超声造影在肾囊肿、脓肿等良性病灶中无血流信号增强；在胚胎性肾腺瘤、错构瘤表现为在动脉相明显增强，延迟相明显消退。RCC 和肾错构瘤彩色血流都可增强，但 RCC 增强程度较肾错构瘤高，FL 消退快。RCC 假包膜在灰阶超声上显示为肿瘤周围的低回声晕，而在谐波超声造影后显示为肿瘤周围的缓慢增强带。对碘过敏及肾功能不全的患者也可通过超声造影检查获得满意的肾脏增强扫描结果。

（二）腹部 CT 检查

腹部 CT 平扫加增强扫描检查对肾肿瘤诊断的准确率及对分期判定的准确率达 90% ~ 95%，是最主要的诊断手段。典型肾肿瘤位于肾实质内呈局限外凸性生长，绝大部分呈圆形、椭圆形，可有分叶，增强前呈等密度、高密度或低密度，边缘不清楚；肿块较小时密度均匀，肿块大时常伴出血、坏死，密度不均匀。增强后，在动脉早期肿瘤周围及边缘可见迂曲的肿瘤血管，呈结节、弧状或条状；在实质期大部分肿瘤有中至高度强化，密度不均匀增高。少部分肿瘤增强不明显或不增强。

多层螺旋 CT（MSCT）可在不影响影图像质景的前提下在任意平面重组图像，且通过多平面重建（MPR）、最大密度投影（MIP）及容积重建（VR）技术等重建方式可清楚显示肾脏动脉及其分支、肾静脉及下腔静脉的情况，可增加囊性肾癌的分隔、结节的强化等恶性特征的检出率。

（三）磁共振成像技术

磁共振成像（MRI）检查对肾肿瘤分期的判定的准确性略优于 CT，特别在静脉瘤栓大小、范围的判定方面。MRI 的对比分辨力高于 CT，不需对比剂即可将血液与栓子区分开来。超高场强（大于 2.0T）磁共振设备的应用，使图像信噪比及成像速度有了很大提高。梯度回波（GRE）、平面回波成像（EPI）技术的发展及新的快速扫描序列的开发应用，使 MRI 图像单层成像时间甚至达亚秒级水平（10～50 帧图像/秒），大大减少了脏器的运动伪影。并行采集技术的开发和多通道线圈的应用，大幅度缩短了 MRI 扫描时间，而且没有降低其图像空间分辨能力。扫描时大矩阵和小视野相结合，并薄层采样，使 MRI 图像的空间分辨率有相当的改善。

1. 磁共振血管成像

随着新的磁共振血管造影（MRA）专用快速成像序列的开发，数据采集填充方式的改进及半自动、自动探测血管峰药浓度软件的出现，使得简单、准确、有效地获得高质量的肾血管影像成为可能。有研究显示，MRA 与数字减影血管造影（DSA）对肾动脉主干的显示无差异，与手术所见符合率 92.5%，有很好的一致性，对肾动脉分支显示的特异性为 100%，对肾动脉狭窄、肾动脉瘤及肾动静脉畸形的诊断及肾功能的评价都有重要作用。

2. 弥散加权成像

弥散是指分子的不规则随机运动，弥散加权成像（DWI）主要是检测分子的随机微小运动，在临床应用中，它主要反映组织内水分子的运动，是目前唯一能在活体上进行水分子扩散测量的成像方法。病理状态下，病变组织中水分子弥散发生改变，DWI 表现为信号异常。因为 DWI 受很多因素的影响，实际工作中常用表观扩散系数（ADC）值来量化 DWI 上观察到的组织扩散情况。

肾脏是人体最重要的器官之一，水的转运是肾脏的主要功能，因而它是 DWI 研究价值较大的脏器。DWI 及 ADC 值能评价肾功能，可以鉴别结核性脓肾与肾积水，还可在合并肾积水的结核性脓肾中较为准确地分辨积脓灶与积水灶，对临床治疗方案的选择有很大的价值。有研究显示，肾囊肿、实质性的肾肿瘤平均 ADC 值也与正常的肾实质存在明显的差异。

3. 磁共振灌注成像

组织或器官的微循环血流动力学状态称为灌注，反映灌注状态的成像称为灌注成像。磁共振灌注成像（PWI）是将组织毛细血管水平的血流灌注情况，通过磁共振成像方式显示出来，从磁共振的角度评估组织或器官的活力及功能。目前研究肾脏灌注的方法根据对比剂的来源不同分为两类：外源性对比剂灌注成像和内源性对比剂灌注成像。前者是将顺磁性对比剂注入体内产生对比成像，而后者是利用体内自身物质通过特殊序列成像产生对比，以前者更常用。PWI 对肾血管性疾病、尿路梗阻及肾移植供体肾和移植前、后受体的肾功能评价，小肾癌的检出和定性及对囊性肾癌、RCC 伴出血病例与良性囊性病变、多房囊性肾病的鉴别亦有较大价值。

4. 磁共振波谱分析

磁共振波谱分析（MRS）是在 20 世纪 80 年代初期发展起来的一种利用磁共

振现象和化学位移作用对一系列特定原子核及其化合物进行分析的方法，能够从生化代谢水平反映组织和器官的功能信息。MRS 可以测定 1H、31P、13C，19F、23Na 等代谢物的浓度。但应用于肾脏的主要是 1HMRS、31PMRS，且以后者为多。31PMRS 的研究主要应用于肾移植患者的检查，包括对移植前受体肾脏功能、供体肾脏活性评价和肾脏移植后排斥反应的测定及移植后并发症的发现及鉴别等。1HMRS 也对肾功能、正常肾脏组织和新生物的区分提供帮助，并可能为肾脏病变术前定性和疗效监测提供新的评价方法。

5. 新型对比剂

由于常用的 MRI 对比剂为低分子量对比剂，通过肾脏时既不被肾小管分泌又不被重吸收，完全由肾小球滤过，而且颗粒小，易扩散入组织间隙，浓度与测得的信号强度之间关系复杂，提供的肾脏功能信息有限。新一代的大分子 MRI 对比剂及氧化铁颗粒则能提供更多的肾脏功能信息。

钆连接的白蛋白能发现肾移植后蛋白尿的起源及周期性蛋白尿的发生位置；钆连接的枝状晶体的摄取能反映外髓部近曲小管的损伤；超小顺磁性氧化铁颗粒（USPIO）则能显示出肾脏内炎性改变的位置。目前，此类对比剂尚未广泛应用于人体，研究数据大部分来自动物试验，但随着此类对比剂临床上的广泛应用，对肾脏功能及器质性疾病的评价将提供更多有益的帮助。

6. 介入磁共振成像技术

随着开放式 MR 设备和特殊线圈的开发及应用，融合介入治疗与 MR 技术为一体的介入 MRI，可在任意平面显示病变，软组织分辨率高且对患者及医生均无 X 线辐射危害。其内容主要包括 MR 引导下非血管介入（经皮活检、肿瘤消融等）、血管介入以及微创术中 MR 导航系统等方面的应用。目前，介入 MR 在肾脏病变诊断及治疗中的文献报道逐渐增多，临床应用主要集中在 MR 引导的经皮射频消融、冷冻治疗、激光消融及 MR 引导的肾动脉栓塞等研究中。

MSCT 和 MRI 在 RCC 临床分期中的价值相似。MSCT 具有高的空间分辨力，显示静脉内微小癌栓时，其敏感度高于 MRI。但 MSCT 平扫无法区分血液和栓子的密度差别，对栓子的显示需行增强扫描。当癌栓阻塞、肿瘤或淋巴结增大压迫阻碍了对比剂流入时，MSCT 无法准确显示腔静脉瘤栓的上缘范围，影响了分期的准确性。多层螺旋 CT 血管造影（MSCTA）和对比剂增强磁共振血管成像（CEMRA）可以准确评价肾血管的数目、走行以及肿瘤与其周围动脉分支的毗邻关系。MSCT 尿路成像能够获得类似于逆行肾盂造影的影像，可更加直观地显示肿瘤与集合系统的关系。

(四) 正电子发射断层扫描

正电子发射断层扫描（PET）和 PET-CT 也可用于 RCC 的诊断、分期和鉴别诊断。但由于 RCC 血运较丰富，肿瘤组织缺氧较轻，细胞膜葡萄糖转运体 -1(GLUT-1) 表达较低，线粒体内己糖激酶活性较低，肿瘤组织葡萄糖代谢水平相对较低，此外肾细胞癌组织内 6-PO4- 脱氧葡萄糖（FDG-6-PO4）分解酶过高，可导致肿瘤组织摄取 FDG 较低或不摄取，加之静脉注射 ^{18} 氟（18F）标记脱氧葡萄糖（^{18}F-FDG）后 50% 未经代谢直接由肾脏排泄，FDG 不被肾小管重吸收，放射性药物浓聚在肾集合系统，影响肾脏病变的显示，因此，多组研究表明 18F-FDGPET 对肾脏原发肿瘤的诊断准确度不如 CT，但对 RCC 的淋巴结转移和远处转移要优于 CT、MRI、超声、X 线片及骨显像等其他传统影像检查方法，且转移淋巴结很少出现假阴性。Aide 等研究显示 ^{18}F-FDGPET 与 CT 对肾脏肿物和远处转移的诊断准确度分别为 51%、83% 和 94%、89%。Kang 等研究显示 18F-FDGPET 与 CT 对原发 RCC 的诊断敏感度和特异度分别为 60%、92% 和 100%、100%。

近年来，有研究用对肾集合系统干扰较小的 ^{11}C-acetate（^{11}C 标记乙酸盐）作为肾 PET 显像剂。RCC 与正常肾组织对 11C-acetate 的摄取率相同，但清除率明显低于正常或非肿瘤肾组织，故 ^{11}C-acetate 能很好地鉴别 RCC 与非肿瘤肾组织，提高 PET 对 RCC 的诊断准确率。ISF-FLT（^{18} 氟标记脱氧胸腺嘧啶）是目前研究较为热门的一种核酸代谢 PET 显像剂，可反映肿瘤细胞的增生。

(五) 肾动脉造影

肾动脉造影在无 CT、MRI 设备时对 RCC 的诊断帮助较大，可反映肿瘤血管的分布情况，帮助肾肿瘤的诊断和鉴别诊断，但 20% ~ 25% 的 RCC 在肾血管造影中无肿瘤血管显像，不能依血管显像结果诊断为 RCC，其中有一部分 RCC 病例在肾血管造影中无肿瘤血管显像，但在 CT 增强扫描中仍有肿瘤强化现象。与 B 超、CT 和 MRI 相比，目前肾血管造影检查诊断 RCC 的准确性并无明显优势，故认为肾血管造影检查诊断肾肿瘤的价值有限。而且肾血管造影为有创检查，有一定的并发症发生率，所以中华泌尿外科学会制定的《肾细胞癌诊治指南》中不推荐血管造影检查作为 RCC 诊断的常规检查项目。但对须行姑息性肾动脉栓塞治疗或保留肾单位手术前需了解肾血管分布及肿瘤血管情况者可选择肾血管造影检查。

三、处理原则

(一) 手术治疗

1. 保留肾单位的手术

近年来，随着手术技巧不断的完善、一些新的诊断技术在临床上的普及，使得一些早期的无症状的肾癌在 B 超、CT 以及 MRI 等常规检查中被发现，这种肿瘤只需要施行保留肾单位的手术，尤其是那些肿瘤位置表浅的更容易施行该手术。临床报道对上述患者施行保留肾单位的肿瘤切除手术，随访结果发现这些患者的保留肾单位手术后的生存率与根治性手术后的生存率相比较没有显著的差异。

（1）诊断。对那些将要接受保留肾单位手术的肾癌患者，在手术前要进行系统性的评估，其中包括详细的过去史的询问和系统的体格检查、实验室检查和辅助检查等。实验室检查包括肾功能、肝功能、血常规和尿常规等。辅助检查包括胸片、腹部 CT 等。根据患者的病情可以选择骨扫描、胸腔和头颅 CT 等检查以排除肾癌是否有远处和局部的转移。

保留肾单位手术比肾癌根治术需要更加详细地了解肾脏的临床局部解剖和肿瘤局部情况。动脉造影对了解肿瘤的动脉血供、正常肾组织的动脉血供和选择哪种手术方式、手术切除范围等有一定帮助。对那些较大的生长在肾脏中心位置的肿瘤进行选择性肾脏静脉造影，可以发现肾内静脉中是否有癌栓以及保留肾单位手术后剩余的肾脏是否有足够的静脉系统进行静脉的回流等。

目前由于螺旋 CT 和计算机技术越来越多地应用于临床，使得临床医师能够得到肾脏任何平面的血管和软组织的 3D 影像图，通过计算机图像处理后能够得到清晰的肾脏血管、肿瘤瘤灶和周围正常肾脏组织之间关系的图像，能够很好地指导临床医师制订手术方案。

（2）手术指征。保留肾单位手术（NSS）的肾实质切除范围应该清除至少距离肿瘤边缘 0.5 ~ 1.0cm，对散发性肾癌的患者不主张采用肿瘤剜除术来治疗。在手术中对肉眼观察手术切缘有完整正常肾脏组织包绕的病例，手术中不必常规进行切缘组织冷冻病理学检查。保留肾单位手术可以通过开放性手术或腹腔镜手术进行。保留肾单位手术后局部复发率为 0% ~ 10%，而肿瘤直径 ≤ 4cm 的手术后局部复发率为 0% ~ 3%。保留肾单位手术的病死率为 1% ~ 2%。

（3）手术适应证。

①保留肾单位手术的绝对适应证。肾癌发生于解剖性或功能性的孤立肾患者，如果接受根治性肾切除治疗将会导致肾功能不全或尿毒症，如先天性孤立肾，对侧

肾功能不全或无功能以及双侧肾癌等。

②保留肾单位手术的相对适应证。肾癌患者的对侧肾脏存在某些良性疾病，如肾结石、慢性肾盂肾炎或其他可能导致肾功能恶化的全身性疾病（如高血压、糖尿病、肾动脉狭窄等）的患者。

③保留肾单位手术的可选择适应证。保留肾单位手术的绝对适应证和相对适应证的选择对肿瘤大小没有具体限定。保留肾单位手术的可选择适应证：对那些临床分期 T_{1a} 期（肿瘤 ≤ 4cm），肿瘤位于肾脏周边，单发的无症状性肾癌，对侧肾功能正常的肾癌患者，可以考虑给予保留肾单位手术的治疗。

（4）手术方法、肿瘤切除范围、手术技巧。手术一般采用第 11 或 12 肋下切口。对那些特别大的肾癌或肾脏上极的肿瘤，建议采用胸腹联合切口，根据经验对肾动脉进行部分开放可以控制肾创面的出血。

肾极切除术。①充分游离肾脏，用心耳钳或门静脉钳阻断肾蒂，将盐水冰屑外敷肾脏，作局部低温处理。②肿瘤靠近或达到肾脏表面者，需连同覆盖在肾脏上、下极的肾包膜一并切除。参考手术前 KUB+IVP、CT 以及 MRI 等影像学的检查，计划切除平面，在距离肿瘤 0.5 ~ 1.0cm 处横断肾脏。肿瘤远离肾包膜者，可于扪到肿瘤的部分沿肾凸缘切开包膜，将其钝性剥离翻开，然后横断肾脏。③肾脏创面的血管断端用 4-0 可吸收线作 U 形缝合结扎。皮质和髓质交界处的弓状血管作 U 形缝合，应在较坚实的髓质打结。叶间血管的缝合应穿过附近的肾盏或肾盂，以增强对缝线的支持。肾盏漏斗部的断端宜用 4-0 可吸收线作连续缝合。④开放肾蒂钳，结扎出血点。创面渗血用纱布压迫止血，若仍有渗血，可用压碎的肌肉贴敷，并用包膜覆盖。用丝线缝合肾包膜，若包膜已切除，则用肾周脂肪或游离腹膜覆盖缝合。

肾楔形切除。①游离肾脏，用心耳钳或门静脉钳阻断肾蒂血流，用盐水冰屑做肾局部低温处理，在距离肾肿瘤 0.5 ~ 1.0cm 处作包膜环形切口，切开肾实质。小心将切缘保持在离肿瘤 0.5 ~ 1.0cm 处。若已进入肾窦，应该将切除的组织与肾窦疏松组织的血管以及引流系统细心分离，以免将其损伤。若切除的组织与肾盏相连，需分离该肾盏，在漏斗部将其横断。②肾创面的血管断端用 4-0 可吸收线做 U 形缝扎，肾盏肾盂切缘用 4-0 可吸收线连续缝合。开放肾蒂血流。肾创面彻底止血。用带蒂大网膜或游离腹膜覆盖肾脏创面，并用缝线将其固定于肾包膜创缘。

肾横断半肾切除术。①切口及显露肾脏：经 11 肋间切口，逐层切开各层组织直到显露肾脏。②切除部分肾脏：分离出肾蒂，用无损伤性血管钳夹住肾动、静脉，暂时阻断肾脏血流；在拟肾部分切除的一极，纵向切开肾包膜，用手术刀柄将其翻转并且钝性分离至正常肾组织；注意肾包膜菲薄，极易分破，操作时应该十分轻柔；于正常肾组织上切除肾脏部分，切面做横行切断。③断面止血：断面上可见到多个肾实质内的血管断端，均用细针0号丝线逐一贯穿缝扎；然后放松血管钳，再一次仔细缝扎断面上的出血点，注意缝线不可过深，以免穿过肾盂或肾盏在其腔内形成异物；对一般性渗血可用热盐水纱布暂时压迫止血。④缝合肾盂肾盏：断面彻底止血后，用3-0或4-0可吸收线缝合肾盂或肾盏断端；可用间断缝合法，亦可用连续缝合法。⑤覆盖断面：肾脏断面敷以明胶海绵或压碎的自体肌肉组织，然后用0号丝线间断缝合肾包膜，肾脏的断面也可用腹膜覆盖创面。⑥关闭切口：冲洗切口，放置负压吸引球一个，关闭肾周筋膜并将其前后两层缝合关闭以固定肾脏，再逐层缝合关闭切口。

肾肿瘤剜除术。①患者取侧卧位，作12肋切口，显露肾脏，分离至肾蒂，以便必要时阻断肾蒂血流。②助手持肾脏，帮助显露及压迫止血。术者用小圆刀环绕肿瘤凸起部分的周围切开肾包膜，用刀柄或脑膜剥离器钝性分离覆盖在肿瘤组织上的肾皮质，达到肿瘤包膜外的假包膜，沿包膜外剜出肿瘤。③用4-0可吸收线缝扎肾创面血管断端，较小的出血点用纱布压迫止血。用抗癌药浸泡创面5分钟，然后用生理盐水将手术创面洗干净。若仍有少量渗血，可用压碎的肌肉贴敷肾脏的创面。④将肾脏复位，取带蒂肾周脂肪填入肾脏的创面，并用缝线将其固定于肾包膜，伤口放置多孔引流管，缝合各层组织以关闭切口。

2. 肾根治性切除手术

（1）手术适应证。肾根治性切除术是目前唯一得到公认可以治愈肾癌的方法。局部进展性肾癌首选治疗方法为根治性肾切除术，而对转移到淋巴结或血管的癌栓治疗则需根据病变程度选择是否切除。早期的研究主张在做根治性肾切除术的同时做区域性或扩大淋巴结清扫术，而最近的研究结果认为区域性或扩大淋巴结清扫术对淋巴结阴性患者只对判定肿瘤的临床病理分期有实际意义。而淋巴结阳性患者进行区域或扩大淋巴结清扫术只对少部分患者有益，由于这部分患者大多已经伴有微小肿瘤的远处转移，手术后需要接受联合免疫治疗或化疗。

经典的根治性肾切除范围包括肾周筋膜、肾周脂肪、患侧肾脏、同侧肾上腺、肾门淋巴结、从膈肌脚至腹主动脉分叉处腹主动脉或下腔静脉旁淋巴结以及髂血管分叉以上输尿管。肾癌手术治疗经过40多年来的临床研究和发展，对采用经典根治性肾切术治疗肾癌的观念已经发生了部分变化，特别是手术切除范围的变化（如选择适当病例实施保留同侧肾上腺根治性肾切除术、保留肾单位手术等）已经达成共识。现代观点认为，符合下列4个条件的肾癌患者可以选择保留同侧肾上腺的根治性肾切除术。

①临床病理分期为Ⅰ或Ⅱ期。

②肿瘤位于肾脏中、下部分。

③肿瘤＜8cm。

④术前 CT 显示肾上腺正常。但此种情况下如果手术中发现同侧肾上腺异常，应切除同侧肾上腺。根治性肾切除术可以经开放性手术或腹腔镜手术进行。开放性手术可选择经腹或经腰部入路，没有证据表明哪种手术入路更具有优势。根治性肾切除术的病死率为 2%，局部复发率为 1%～2%。不推荐根治性肾切除术前常规行肾动脉栓塞术。

（2）肾癌根治术中淋巴结的清扫。肾门淋巴结清扫主要包括肾蒂周围的淋巴脂肪组织，左肾至左肾动脉根部，右肾至右肾静脉汇入下腔静脉处。这种清扫是不规范的，阴性结果并不能表示没有淋巴结转移，既不能准确分级，也没有治疗意义。区域淋巴结清扫是指从肠系膜上动脉根部至主动脉分叉水平，左肾包括主动脉旁、主动脉表面以及主动脉后淋巴结，右肾包括腔静脉表面、腔静脉后、主动脉腔静脉间以及主动脉前淋巴结，外侧界均为输尿管（因为右侧肾脏有向左侧引流的侧支，所以要清扫主动脉前淋巴结）。这是一个改良的手术方式，该手术方式可以通过术后神经纤维的再生来减少射精功能障碍的发生。扩大的淋巴结清扫（双侧淋巴结清扫）范围是区域淋巴结清扫的扩大，即从膈肌脚至主动脉分叉水平，双侧输尿管之间的广泛腹膜后区域，是比较广泛的淋巴结清扫，其清扫淋巴结阳性率较区域淋巴结清扫略高，但并发症也相对较多。

（3）手术步骤。

①切口选择。根据肿瘤大小、位置、有无腔静脉瘤栓形成以及癌栓上界位置选择适宜的切口。一般可采用 11 肋切口，该切口不易损伤胸膜，不进腹腔，术后恢复较快。11 肋切口（切除第 11 肋骨）对显露肾上极十分满意，适用于肾中、上部肿瘤。上腹部横行切口对显露肾中、下极肿瘤较满意。经腹腔途径有助于首先结扎肾蒂血管。肿瘤巨大较固定或腔静脉瘤栓位置较高，可采用胸腹联合切口。

②采用 11 肋间切口时，取后倾斜 45 度侧卧位，切口自脐上 2cm，腹直肌外缘斜向外上方，达到第 11 肋间前段。切口前段可切开腹直肌前、后鞘，必要时可以切断腹直肌。于腹膜后向内侧游离达到主动脉或下腔静脉。

③处理肾蒂。根据经验，按肿瘤的大小和肾脏血管的关系将肾动、静脉分别或集束双重结扎并切断。若分别结扎肾血管，应该先结扎动脉。如果先结扎静脉，由于动脉血流继续流入、压力升高，更促进癌细胞从丰富的侧支循环扩散。集束双重结扎避免了操作过程中由于挤压导致肿瘤细胞弥散或癌栓脱落，从而降低癌细胞的血行转移或淋巴转移的机会，同时手术中出血量少，有利于患者围手术期的恢复。于靠近肾盂处结扎输尿管，暂不切断。

④清除淋巴结。左侧清除腹主动脉旁淋巴脂肪组织，右侧清除腔静脉周围淋巴

脂肪组织。范围从肾蒂上缘向下至肠系膜下动脉水平。淋巴结清除亦可在切除肾及肿瘤后进行。

⑤分离肾脏以及脂肪囊。在肾周筋膜后层与腰肌间进行游离,于肾下极下方切断肾脂肪囊,然后将肾脏轻轻向下牵引,并向上分离。遇到静脉侧支应予以结扎切断。分离肾上极如遇到坚韧的条索状组织时应分别予以钳夹、切断、结扎,切勿粗暴地钝性分离。游离肾下极、分离输尿管时,尽可能在低位将其结扎、切断。精索静脉宜于在输尿管断端附近将其结扎、切断。如系肾上极肿瘤,有的要将肾上腺一并切除。在分离过程中,切勿损伤肾包膜,以免造成癌细胞的弥散。

⑥整块切除肾、肿瘤、肾脂肪囊及肾蒂淋巴组织,创面用抗癌药物溶液浸泡5分钟,如剥离创面有渗血,放置烟管引流。缝合切口。

3.下腔静脉癌栓取出手术

(1)下腔静脉癌栓的外科治疗。多数学者认为 TNM 分期、癌栓长度、癌栓是否浸润静脉壁与预后有直接关系。建议对临床分期为 T3bN0M0 的患者行下腔静脉癌栓取出术。不推荐对 CT 或 MRI 扫描检查提示有下腔静脉壁浸润或伴有淋巴结转移或远处转移的患者行此手术。下腔静脉癌栓取出术的病死率为9%。目前对肾静脉癌栓尚无统一的分类方法。推荐采用美国梅约医学中心的五级分类法:0级,癌栓局限在肾静脉内;Ⅰ级,癌栓侵入下腔静脉内,癌栓顶端距离肾静脉开口处≤2cm;Ⅱ级,癌栓侵入肝静脉水平以下的下腔静脉内,癌栓顶端距离肾静脉开口处＞2cm;Ⅲ级,癌栓生长达到肝内下腔静脉水平,膈肌以下;Ⅳ级,癌栓侵入膈肌以上下腔静脉内。

(2)手术方法。对怀疑有肾静脉、下腔静脉癌栓的患者,手术前应该明确癌栓的上、下极的位置。如果肿瘤仅伸到肾静脉的远端,则只要在肾静脉癌栓近端结扎肾静脉即可。如果癌栓长入下腔静脉,则根据不同肾静脉癌栓的不同类型进行相应的处理。

①肾周癌栓。癌栓位于肾静脉开口附近的下腔静脉内。分离、结扎、切断肾动脉、输尿管,肾周筋膜外游离肾脏,仅留肾静脉与下腔静脉相连。由于癌栓远端位于肾静脉开口附近,无须游离出较长段下腔静脉。用哈巴狗钳同时阻断对侧肾静脉及癌栓近、远端下腔静脉。然后袖口状切开下腔静脉,即可取出癌栓,腔静脉切口用5-0血管缝线缝合。

②肝下癌栓。癌栓上界位于肝主要静脉以下。需要游离较长段下腔静脉。切开肝右三角韧带、冠状韧带,将肝脏移向左侧腹腔,分离结扎肝小静脉,显露肝主要静脉水平之下的下腔静脉。游离肾脏,切断肾动脉及输尿管,仅保留肾静脉与下腔静脉相连。用 Satinsky 钳于癌栓上方阻断下腔静脉,用止血带阻断对侧肾静脉及癌

栓下方之下腔静脉。环状切开肾静脉开口处，必要时切开下腔静脉，轻轻分离癌栓，将其与肾肿瘤一并切除。腔静脉切口用5-0血管缝合线缝合。在缝合下腔静脉前，先松开远端腔静脉止血带，使下腔静脉充盈，排出空气以免发生空气栓塞。再松开近端腔静脉Satinsky钳，最后松开对侧肾静脉止血带。如癌栓与下腔静脉粘连，无法分离，则需要切除受累的下腔静脉，用人造血管进行血管重建手术，同时处理对侧肾静脉。

③肝后及肝上癌栓。指位于肝主要静脉以上的癌栓。如果癌栓上界在右心房以上，可予以右心房下阻断下腔静脉，切开下腔静脉取癌栓。先游离肝脏，切断镰状韧带、三角韧带、冠状韧带，分离结扎肝小静脉，充分显露肝后面的下腔静脉。切开下腔静脉邻近之膈肌，用血管止血带于癌栓上方暂时阻断下腔静脉。如侧支循环未充分建立，阻断下腔静脉会导致下肢静脉内血液淤积，使得回心血量大大减少，引起体循环障碍。此时应于腹主动脉裂孔处阻断腹主动脉。用止血带套住心包内之下腔静脉，于癌栓上方阻断下腔静脉。同时阻断对侧肾静脉，用无损伤钳阻断肝门，记录肝门阻断时间。常温下肝脏耐受热缺血时间为15～30分钟。于肝静脉水平切开下腔静脉，切口向下延长绕过患肾静脉开口处。从下腔静脉切口处插入F20号气囊导尿管，向上至癌栓顶部上方，用生理盐水充胀导尿管的气囊，然后轻轻将癌栓拖出。癌栓拖出后清洗下腔静脉。用Satinsky钳钳住下腔静脉切口，Allis钳钳夹切口对侧缘的下腔静脉壁，以防止下腔静脉从Satinsky钳下滑脱。先松开左肾静脉止血带，肝门止血钳，间断开放Satinsky钳，排出下腔静脉内空气。然后松开腹主动脉，下腔静脉远侧，近侧止血带。肾静脉切口及下腔静脉切口用血管缝线缝合。

④心肺分流、心脏停搏下取癌栓。如果侧支循环还不足以代偿阻断膈上下腔静脉或癌栓已经延伸到右心房，则需要使用心肺分流。经右心耳插管到上腔静脉，经股静脉插管至髂总静脉起始部稍上的下腔静脉，经股动脉或升主动脉插管提供动脉血循环。常规阻断门静脉，减少取癌栓时的出血。癌栓取出后，将癌栓上方的止血带调整至肝静脉下，开放门静脉，这样缝合下腔静脉时，可使血液经肝静脉回流。

上述方法需要阻断门静脉，而且阻断时间一般不超过20分钟，因此，如估计手术时间较长或癌栓已经到达右心房，最好采用心肺分流体外循环，在心脏停搏的情况下取癌栓。大脑常温下缺血5～6分钟即可造成不可逆损害，常需降低体温以延长耐受缺血时间。当体温降至18℃时，就可以开始阻断循环，能够获得45～60分钟的低温手术时间。手术切口大多采用胸腹联合正中切口，从胸骨切迹至耻骨联合上，锯开胸骨，显露心包。先分离结扎肾动脉、输尿管，游离肾脏。打开心包，右心房、主动脉弓插管，开始心肺分流后，将患者体温降至18℃，当体温接近20℃时即可夹住主动脉，输入500ml冷心脏停搏液使心脏停搏。使用体外循环机。将患者95%的血液引流到泵内，而不流入任何器官，从而使手术视野保持无出血状态。环绕肾静脉开口切开下腔静脉，如果癌栓扩展至右心房则同时切开右心房。癌栓与腔静脉无粘连，则很容易将癌栓完全拖出。但大多数情况下癌栓与下腔静脉有少许粘连可通过上、下切口分块取出，亦可借助气囊导尿管将癌栓拖出。将所有癌栓取出后，用5-0 血管缝线缝合下腔静脉及右心房切口。开始心肺分流，缓慢复温，随着复温，心脏纤颤可自行停止。但大多数情况下需电除颤。心脏复跳后，泵内储存血液逐渐回流至患者体内。拔出导管后使用鱼精蛋白中和肝素，同时用血小板及冷冻血浆防止术后出血。

(二) 辅助治疗

肾癌对放疗和化疗均不敏感。20 世纪 90 年代中期起，以中高剂量的干扰素和 / 或白介素为代表的细胞因子治疗是晚期肾癌的重要辅助治疗方式，但疗效欠佳。近年来，靶向治疗取得了快速发展，我国国家药品监督管理局已经批准索拉菲尼、舒尼替尼、培唑帕尼、依维莫司、阿昔替尼用于转移性肾癌治疗。

四、护理措施

(一) 卧床与休息

行肾切除术者术后 6 小时，指导患者床上适当活动，术后第 1 天鼓励患者下床活动，注意循序渐进；行肾部分切除术者常需卧床休息 3 ~ 5 天。具体需结合患者手术情况、术后身体状况等因素综合考虑。

(二) 并发症的观察与护理

1. 出血

术中和术后出血是最主要的并发症。护理应密切注意患者生命体征的变化，若患者引流液较多、色鲜红且很快凝固，同时伴有血压下降、脉搏增快等失血性休克表现，常提示活动性出血，应及时通知医师，必要时行介入治疗栓塞出血动脉。

2. 尿瘘

可能由术中误伤输尿管、破损的肾集合系统缝合欠佳或局部肾组织坏死等引起。护理应密切观察尿量变化；大多数尿性囊肿可行经皮置管引流和 / 或留置输尿管内支架管解决。

第四章　胸外科疾病诊疗与护理

第一节　肋骨骨折

肋骨骨折是最常见的胸部损伤，指暴力直接或间接作用于肋骨，使肋骨的完整性和连续性中断。第1～3肋骨粗短，且有锁骨、肩胛骨保护，不易发生骨折，但是致伤暴力巨大时，也可发生骨折，而且常合并锁骨、肩胛骨骨折和颈部、腋部血管神经损伤。第4～7肋骨长而薄，最易折断。第8～10肋骨前端肋软骨形成肋弓与胸骨相连，而第11～12肋前端游离，弹性较大，均不易发生骨折，若发生骨折，应警惕腹内脏器和膈肌损伤。

一、分类

根据骨折断端是否与外界相通，分为开放性肋骨骨折和闭合性肋骨骨折。根据损伤程度，肋骨骨折又分为单根单处肋骨骨折、单根多处肋骨骨折、多根单处肋骨骨折和多根多处肋骨骨折。

二、临床表现

(一) 症状

肋骨骨折断端可刺激肋间神经产生局部疼痛，当深呼吸、咳嗽或改变体位时疼痛加剧；胸痛使呼吸变浅、咳嗽无力，呼吸道分泌物增多、潴留，易致肺不张和肺部感染。部分病人可因肋骨折断向内刺破肺组织而出现咯血；根据肋骨骨折损伤程度不同，可出现不同程度的呼吸困难、发绀或休克等。

(二) 体征

受伤胸壁可见肿胀、畸形，局部明显压痛；间接挤压胸部，骨折处疼痛加重，甚至产生骨擦音；多根多处肋骨骨折者，伤处可见胸壁反常呼吸运动；部分病人可出现皮下气肿。

三、辅助检查

(一) 实验室检查

出血量大者，血常规提示血红蛋白和血细胞比容下降。连枷胸病人可出现低氧血症。

(二) 影像学检查

胸部 X 线和 CT 检查可显示肋骨骨折的断端错位、断裂线及血气胸等，但不能显示前胸肋软骨折断征象；肋骨三维重建 CT 可以更好地显示肋骨骨折情况。

四、处理原则

肋骨骨折的处理原则为有效镇痛、处理肋骨骨折、肺部物理治疗和早期活动。

(一) 有效镇痛

有效镇痛能增加连枷胸病人的肺活量、潮气量、功能残气量、肺顺应性和血氧分压，降低气道阻力和减少软化胸壁的反常运动。

(二) 处理肋骨骨折

1. 闭合性单处肋骨骨折

采用多头胸带或弹性胸带固定，也可用于胸背部、胸侧壁多根多处肋骨骨折但胸壁软化范围小、反常呼吸运动不严重者。

2. 闭合性多根多处肋骨骨折

可在患侧胸壁放置牵引支架，行牵引固定，或用厚棉垫加压包扎。近年来，也有经电视胸腔镜直视下导入钢丝的方法固定连枷胸。

3. 开放性肋骨骨折

胸壁伤口需彻底清创，用不锈钢钢丝对肋骨断端行内固定术。肋骨骨折致胸膜穿破者，需做胸腔闭式引流术。

(三) 肺部物理治疗

可保持气道清洁，预防肺不张、肺部感染，加速肺功能康复。

(四) 早期活动

在做好有效镇痛和物理治疗的基础上，指导病人床上肢体功能锻炼，并促进病人早日下床活动。

五、护理措施

(一)非手术治疗的护理/术前护理

1. 维持有效气体交换

（1）现场急救。闭合性单处肋骨骨折两断端因有相邻完整的肋骨和肋间肌支撑，较少有肋骨断端错位、活动和重叠。采用多头胸带或弹性胸带固定胸廓，能减少肋骨断端活动、减轻疼痛。这种方法也适用于胸背部、胸侧壁多根多处肋骨骨折、胸壁软化范围小而反常呼吸运动不严重的病人。对于严重肋骨骨折，尤其是胸壁软化范围大，出现反常呼吸且危及生命的连枷胸病人，应协助医师紧急采取急救措施，以减轻或消除胸壁的反常呼吸运动，促进患侧肺复张。

（2）保持呼吸道通畅。及时清理呼吸道分泌物，鼓励病人咳出分泌物和血性痰；对气管插管或切开、应用呼吸机辅助呼吸者，加强呼吸道护理，主要包括湿化气道、吸痰及保持管道通畅等；对咳嗽无力、呼吸道分泌物潴留者，应施行纤维支气管镜吸痰。

2. 肺部物理治疗

特别是对有闭合性多根多处肋骨骨折、咳嗽无力、不能有效排痰或呼吸衰竭者，在充分固定胸壁的基础上，采取缩唇呼吸、有效咳嗽、振动排痰等技术，可有效改善通气/血流比例，提高病人的呼吸效能；施行正压通气还可对软化胸壁起到"内固定"作用。

3. 减轻疼痛

（1）妥善固定胸部。

（2）遵医嘱使用镇痛药物：根据病人情况可口服或肌内注射镇痛药，也可用病人自控镇痛装置和1%普鲁卡因封闭骨折部位或行肋间神经阻滞，甚至可硬膜外置管镇痛。

（3）病人咳嗽、咳痰时，协助或指导其用双手按压患侧胸壁，以减轻疼痛。

4. 病情观察

（1）密切观察生命体征、神志、胸腹部活动度等情况，若有异常，及时处理。

（2）观察病人有无皮下气肿，记录皮下气肿范围。

5. 术前准备

做好血型及交叉配血试验、手术区域备皮等术前准备。

(二) 术后护理

1. 病情观察

密切观察呼吸、血压、脉搏及神志的变化，观察胸部活动情况。及时发现有无呼吸困难或反常呼吸。

2. 防治感染

(1) 监测体温变化，若体温超过 38.5℃且持续不退，及时处理。

(2) 鼓励并协助病人深呼吸、咳嗽、排痰，以减少呼吸系统并发症。

(3) 及时更换创面敷料，保持敷料清洁干燥和引流管通畅。

(三) 健康教育

1. 合理饮食

进食清淡且富含营养的食物，多食水果、蔬菜，保持大便通畅；忌食辛辣刺激、生冷、油腻食物，以防助湿生痰；多饮水。

2. 休息与活动

保证充足睡眠，下肢有损伤者，应进行床上肢体功能锻炼，无下肢功能障碍者应尽早下床活动。

3. 用药指导

遵医嘱按时服用药物，服药时防止剧烈呛咳呕吐，影响伤处愈合。

4. 复诊指导

定期复查，如有不适及时随诊。

第二节　气胸

胸膜腔内积气称为气胸。在胸部损伤中，气胸的发生率仅次于肋骨骨折。

一、临床表现

(一) 闭合性气胸

1. 症状

主要与胸腔积气量和肺萎陷程度有关，轻者可无症状，或出现胸闷、胸痛、气促，重者可出现明显的呼吸困难。肺萎陷在30%以下者为小量气胸，病人无明显呼吸和循环功能紊乱的症状；肺萎陷在 30%～50% 者为中量气胸；肺萎陷在 50% 以上者为大量气胸。后两者均可表现为明显的低氧血症。

2. 体征

患侧胸廓饱满，呼吸活动度降低，气管向健侧移位，叩诊呈鼓音，听诊患侧呼吸音减弱甚至消失。

(二) 开放性气胸

1. 症状

明显呼吸困难、鼻翼扇动、口唇发绀，重者伴有休克症状。

2. 体征

患侧可见胸壁伤道，颈静脉怒张，心脏、气管向健侧移位；呼吸时可闻及气体进出胸腔伤口发出吸吮样"嘶嘶"声，称为胸部吸吮性伤口；患侧胸部叩诊呈鼓音，听诊呼吸音减弱或消失。

(三) 张力性气胸

1. 症状

严重呼吸困难、烦躁、意识障碍、发绀、大汗淋漓、昏迷、休克甚至窒息。

2. 体征

气管明显移向健侧，颈静脉怒张，多有皮下气肿；患侧胸廓饱满，叩诊呈鼓音；呼吸活动度降低，听诊呼吸音消失。

二、辅助检查

(一) 影像学检查

主要为胸部 X 线检查。

1. 闭合性气胸

可见不同程度的肺萎陷和胸腔积气，但其显示的胸腔积气征象往往比实际气胸量程度轻。有时可见少量胸腔积液。

2. 开放性气胸

可见患侧胸腔大量积气、肺萎陷，纵隔向健侧移位。

3. 张力性气胸

可见胸腔积气严重、肺完全萎陷，纵隔向健侧移位。

（二）诊断性穿刺

胸腔穿刺既能帮助明确气胸的诊断，也可抽出气体降低胸腔内压，缓解症状。张力性气胸者穿刺时可有高压气体向外冲出，外推针筒芯，抽气后症状缓解，但很快又可加剧。

三、处理原则

以抢救生命为首要原则。处理措施包括封闭胸壁开放性伤口，通过胸腔穿刺抽吸或胸腔闭式引流排除胸腔内的积气、积液，防治感染。

（一）不同类型气胸的处理

1. 闭合性气胸

（1）小量气胸：无须特殊处理，积气一般在 1~2 周内自行吸收，但应密切观察病人病情变化。

（2）中量或大量气胸：可行胸膜腔穿刺抽尽积气以减轻肺萎陷，必要时行胸腔闭式引流术，排出积气，促使肺尽早复张。

2. 开放性气胸

（1）紧急封闭伤口：是首要的急救措施，立即用不透气的敷料封闭胸壁伤口，使之成为闭合性气胸，为抢救生命赢得时间。

（2）安全转运：在运送医院途中如病人呼吸困难加重或有张力性气胸表现，应在病人呼气时暂时开放密闭敷料，排除胸腔内高压气体后再封闭伤口。

（3）急诊处理：病人送达医院后，吸氧，以缓解病人缺氧的状况；补充血容量，纠正休克；应用抗生素预防感染；及时清创、缝合胸壁伤口，并行胸腔闭式引流。

（4）手术治疗：对疑有胸腔内器官损伤或进行性出血者行开胸探查术，止血、修复损伤或清除异物。

3. 张力性气胸

可迅速危及生命，需紧急抢救。

（1）迅速排气减压。是张力性气胸致呼吸困难病人的首要处理措施。急救时应迅速在患侧锁骨中线第 2 肋间，用粗针头穿刺胸腔排气减压，并外接单向活瓣装置。紧急时可在针柄部外接剪开小口的外科手套、柔软塑料袋、气球等，使胸腔内高压气体易于排出，阻止外界气体进入胸腔。

（2）安置胸腔闭式引流。可用三瓶水封闭式引流装置，将负压控制瓶连接负压进行持续负压吸引，加快气体排出，促使肺复张。

（3）手术探查。若胸腔引流管内持续不断逸出大量气体，呼吸困难未改善，肺膨胀困难，提示可能有肺和支气管的严重损伤，应考虑开胸探查手术或电视胸腔镜手术探查并修补伤口。

（二）胸腔闭式引流术

目的是引流胸腔内积气、血液和渗液；重建胸腔内负压，保持纵隔的位置正常；促进肺复张。

1. 适应证

（1）中量、大量气胸，开放性气胸，张力性气胸。

（2）经胸腔穿刺术治疗，肺无法复张者。

（3）需使用机械通气或人工通气的气胸或血气胸者。

（4）拔除胸腔引流管后气胸或血胸复发。

（5）剖胸手术。

2. 置管方法和置管位置

通常在手术室置管，紧急情况下可在急诊室或病人床旁置管。可根据临床诊断和胸部 X 线检查结果决定置管位置。

（1）气胸：由于积气多向上聚集，一般在前胸壁锁骨中线第 2 肋间隙进行引流。

（2）血胸：在腋中线与腋后线间第 6 或第 7 肋间隙置管引流。

3. 胸腔闭式引流装置

传统的胸腔闭式引流装置有单瓶、双瓶和三瓶 3 种。目前临床上广泛应用的是各种一次性使用的胸腔闭式引流装置。

（1）单瓶水封闭式引流。水封瓶内装生理盐水，瓶口橡胶塞上有两个孔，分别插入长、短管。长管通过胸腔引流管与病人相连接、下口浸没液面下；短管下口远离液面，使瓶内空气与外界空气相通。

（2）双瓶水封闭式引流。在上述的水封瓶前面连接一个集液瓶，用于收集胸腔引流液，水封瓶内的密闭系统不会受到引流量的影响。

（3）三瓶水封闭式引流。在双瓶式基础上增加了一个控制抽吸力的负压控制瓶。通常传导到引流瓶内的抽吸力的大小取决于通气管没入液面的深度。当抽吸力超过没入液面的通气管的高度所产生的压力时，就会有外界空气吸入此引流系统中。若通气管没入液面下 15~20cm，则对该引流装置所施加的负压抽吸力不会大于 15~20cmH2O（1.47~1.96kPa），可防止抽吸力过大引起胸膜损伤。

四、护理评估

(一) 术前评估

1. 健康史

（1）一般情况：了解病人的年龄、性别、职业、经济状况、社会文化背景等。

（2）外伤史：了解病人受伤时间与经过，暴力大小，受伤部位，有无恶心、呕吐，伤后意识状况，接受的处理情况。

（3）既往史：了解有无胸部手术史、服药史和过敏史等。

2. 身体状况

（1）症状与体征。评估生命体征是否平稳，是否有呼吸困难或发绀，有无休克或意识障碍；是否有咳嗽、咳痰，痰量和性质；有无咯血，咯血次数和量等。评估受伤部位及性质；有无开放性伤口，有无活动性出血，伤口是否肿胀；是否有肋骨骨折、反常呼吸运动或呼吸时空气进出伤口的吸吮样音；气管位置有无偏移；有无颈静脉怒张或皮下气肿；肢体活动情况。

（2）辅助检查。根据胸部 X 线等检查结果，评估气胸的程度、性质及有无胸腔内器官损伤等。

3. 心理 - 社会状况

了解病人有无恐惧或焦虑，程度如何。病人及家属对损伤及预后的认知、心理承受能力及对本次损伤相关知识的了解程度。

(二) 术后评估

1. 术中情况

了解手术、麻醉方式和效果，术中出血、补液、输血情况和术后诊断。

2. 身体状况

评估麻醉是否清醒，生命体征是否平稳；评估末梢循环、引流情况；有无出血、感染等并发症。

3. 心理 - 社会状况

评估有无不良情绪，能否配合进行术后早期活动和康复锻炼，是否了解出院后继续治疗的相关知识。

五、护理措施

(一) 非手术治疗的护理 / 术前护理

1. 现场急救

病人若出现危及生命的征象，护士应协同医师施以急救。

(1) 开放性气胸。立即封闭伤口。可使用无菌敷料如凡士林纱布、棉垫或因地制宜利用身边清洁器材如衣物、塑料袋等不透气压迫物，在病人深呼气末封盖伤口，阻止气体继续进入胸腔，加压包扎固定后迅速转送至医院。

(2) 闭合性或张力性气胸。积气量多者，行胸腔穿刺抽气或胸腔闭式引流。

2. 保持呼吸道通畅

(1) 吸氧：呼吸困难和发绀者，及时给予吸氧。

(2) 有效咳嗽、排痰：及时清理口腔、呼吸道内的呕吐物、分泌物、血液及痰液等，保持呼吸道通畅，预防窒息；痰液黏稠不易咳出者，应用祛痰药物、超声雾化吸入，以稀释痰液利于排出，必要时给予吸痰。

(3) 建立人工气道：不能有效排痰或呼吸衰竭者，实施气管插管或气管切开给氧、吸痰或呼吸机辅助呼吸。

(4) 体位：病情稳定者取半坐卧位，使膈肌下降，有利呼吸。

3. 缓解疼痛

病人因疼痛不敢咳嗽、咳痰时，协助或指导病人及其家属用双手按压患侧胸壁，以减轻伤口震动产生疼痛；必要时遵医嘱给予镇痛药。

4. 病情观察

动态观察病人生命体征和意识等变化。重点观察病人呼吸的频率、节律和幅度；有无气促、呼吸困难、发绀和缺氧等症状；有无气管移位或皮下气肿的情况；是否发生低血容量性休克等。

5. 预防感染

有开放性伤口者，遵医嘱使用破伤风抗毒素及抗生素。

6. 术前护理

(1) 输液管理：病情危重，有胸腔内器官、血管损伤出血或呼吸困难未能缓解者除做好术前准备外，还应遵医嘱及时输血、补液并记录液体出入量，避免因输液过快、过量而发生肺水肿。

(2) 术前准备：急诊手术病人，做好定血型、交叉配血及药物过敏试验，手术区域备皮；择期手术者，鼓励其摄入营养丰富、易消化食物，术前一晚禁食禁饮。

(二) 术后护理

1. 病情观察

病人术后返回病房，密切观察其生命体征的变化，给予心电监测，并详细记录。妥善安放、固定各种管路并保持通畅。

2. 基础护理

由于伤口疼痛及留置有各种管道，病人自理能力下降，根据病人病情做好基础护理和生活护理，如口腔护理、皮肤护理、会阴护理等；鼓励并协助病人早期下床活动，促进疾病康复。

3. 呼吸道管理

(1) 协助病人咳嗽咳痰：卧床期间，定时协助病人翻身、坐起、叩背、咳嗽；鼓励并指导病人做深呼吸运动，促使肺扩张，预防肺不张或肺部感染等并发症的发生。

(2) 人工气道的护理：实施气管插管或气管切开呼吸机辅助呼吸者，做好呼吸道护理，主要包括气道湿化、吸痰及保持管道通畅等，以维持有效气体交换。

4. 胸腔闭式引流的护理

(1) 保持管道密闭。

①用凡士林纱布严密覆盖胸壁引流管周围。

②水封瓶始终保持直立，长管没入水中 3 ~ 4cm。

③更换引流瓶或搬动病人时，先用止血钳双向夹闭引流管，防止空气进入。

④放松止血钳时，先将引流瓶安置在低于胸壁引流口平面的位置。

⑤随时检查引流装置是否密闭，防止引流管脱落。

(2) 严格无菌操作。

①保持引流装置无菌，并严格遵守无菌技术操作原则定期更换引流装置。

②保持胸壁引流口处敷料清洁、干燥，一旦渗湿，及时更换。

③引流瓶位置低于胸壁引流口平面 60 ~ 100cm，依靠重力引流，以防瓶内液体逆流入胸腔，造成逆行感染。

(3) 保持引流通畅。

定时挤压引流管，防止引流管受压、扭曲和阻塞；病人取半坐卧位，经常改变体位，鼓励病人咳嗽和深呼吸，以利于胸腔内液体和气体的排出，促进肺复张。

(4) 观察记录引流。

①密切观察并准确记录引流液的颜色、性状和量。

②密切注意水封瓶长管中水柱波动的情况，以判断引流管是否通畅。水柱波动的幅度能反映无效腔的大小及胸腔内负压的情况，一般水柱上下波动的范围为

4～6cm。若水柱波动幅度过大，提示可能存在肺不张；若水柱无波动，提示引流管不通畅或肺已经完全复张；若病人出现气促、胸闷、气管向健侧偏移等肺受压症状，则提示血块阻塞引流管，应通过捏挤或使用负压间断抽吸引流瓶中的短玻璃管，促使其恢复通畅，必要时做进一步处理。

（5）处理意外事件。

①若引流管从胸腔滑脱，立即用手捏闭胸壁伤口处皮肤，消毒处理后，以凡士林纱布封闭伤口，并做进一步处理。

②若引流瓶损坏或引流管从胸壁引流管与引流装置连接处脱落，立即用双钳夹闭胸壁引流导管，并更换引流装置。

（6）拔管护理。

①拔管指征：留置引流管48～72小时后，如果引流瓶中无气体逸出且引流液颜色变浅，24小时引流液量＜300mL，脓液＜10mL，胸部X线显示肺复张良好无漏气，病人无呼吸困难或气促，即可考虑拔管。

②拔管方法：嘱病人先深吸一口气，在深吸气末屏气，迅速拔管，并立即用凡士林纱布和厚敷料封闭胸壁伤口，包扎固定。

③拔管后护理：拔管后24小时内，应注意观察病人是否有胸闷、呼吸困难、发绀、切口漏气、渗液、出血和皮下气肿等，如发现异常及时处理。

5.并发症的护理

（1）切口感染：保持切口敷料完整、清洁、干燥并及时更换，同时观察切口有无红、肿、热、痛等炎症表现，如有异常，及时采取抗感染措施。

（2）肺部感染和胸腔内感染：因开放性损伤易导致胸腔或肺部感染，应密切观察体温变化及痰液性状，如病人出现畏寒、高热或咳脓痰等感染征象，及时处理。

(三) 健康教育

1.呼吸功能锻炼

指导病人练习深呼吸和有效咳嗽、咳痰的方法。嘱病人出院后继续坚持腹式呼吸和有效咳嗽。

2.肢体功能锻炼

告知病人恢复期胸部仍有轻微不适或疼痛，应尽早开展循序渐进的患侧肩关节功能锻炼，促进功能恢复。但在气胸痊愈1个月内，不宜参加剧烈的体育活动，如打球、跑步、抬举重物等。

3.定期复诊

胸部损伤严重者，出院后须定期来院复诊，发现异常及时治疗。伴有肋骨骨折者术后3个月应复查胸部X线，以了解骨折愈合情况。

第三节 血胸

血胸是指胸膜腔积血。血胸与气胸可同时存在，称为血气胸。

一、分类

按照病理生理特点，血胸分为4种类型。

(一) 进行性血胸

指大量持续出血所致的胸腔积血。

(二) 凝固性血胸

由于肺、心包和膈肌运动引起的去纤维蛋白作用，胸腔内出血大多不凝固。胸腔内抽出不凝固血液，可作为血胸的诊断依据。但是当胸腔内出血积聚速度超过去纤维蛋白作用时，胸腔内积血可发生凝固，称为凝固性血胸。血凝块机化形成纤维板，限制肺及胸廓活动，进而损害呼吸功能。

(三) 迟发性血胸

受伤一段时间后，因活动致肋骨骨折断端刺破肋间血管或血管破裂处血凝块脱落，发生延迟出现的胸腔内积血。

(四) 感染性血胸

血液是良好的培养基，细菌经伤口或肺破裂口侵入后，会在血液中迅速滋生繁殖，形成感染性血胸，最终导致脓血胸。

按照血胸量的多少分为3类。

(1) 少量血胸，血胸量＜500mL。

(2) 中量血胸，血胸量500～1 000mL。

(3) 大量血胸，血胸量＞1 000mL。

二、临床表现

(一) 症状

血胸的症状与出血量相关。

1. 少量血胸

可无明显症状。

2. 中量血胸和大量血胸

病人可出现低血容量性休克，表现为面色苍白、脉搏细速、血压下降、四肢湿冷、末梢血管充盈不良等；同时伴有呼吸急促等胸腔积液的表现。血胸病人多并发感染，表现为高热、寒战、出汗和疲乏等全身表现。

(二) 体征

患侧胸部肋间隙饱满、气管向健侧移位、叩诊呈浊音、呼吸音减弱或消失等。

三、辅助检查

(一) 实验室检查

中大量血胸者，血常规示血红蛋白和血细胞比容下降。继发感染者，血白细胞计数和中性粒细胞比值增高，积血涂片和细菌培养可发现致病菌。

(二) 影像学检查

1. 胸部 X 线

小量血胸者，仅显示肋膈角消失。大量血胸时，显示胸腔有大片阴影，纵隔移向健侧；合并气胸者可见液平面。

2. 胸部超声

可明确胸腔积液的位置和量。

(三) 胸腔穿刺

抽得血性液体即可确诊。

四、处理原则

(一) 非进行性血胸

(1) 少量积血必要时可行胸腔穿刺及时排除积血。

(2) 中、大量血胸早期行胸腔穿刺抽除积血，积极行胸腔闭式引流，以促进肺膨胀，改善呼吸。

(二) 进行性血胸

及时补充血容量，防治低血容量性休克；立即开胸探查、止血。

(三) 凝固性血胸

为预防感染和血凝块机化，于出血停止后数日内需经手术清除积血和血凝块；对于已机化血块，待病情稳定后尽早行血块和胸膜表面纤维组织剥除术。

(四) 感染性血胸

改善胸腔引流，排尽积血、积脓；若效果不佳或肺复张不良，尽早手术清除感染性积血，剥离脓性纤维膜。

目前电视胸腔镜技术以其创伤小、疗效好、住院时间短、费用低等优点，已广泛应用于凝固性血胸和感染性血胸的处理。

五、护理措施

(一) 术前护理

1. 现场急救

包括心肺复苏、保持呼吸道通畅、止血、包扎和固定等。胸部有较大异物者，不宜立即拔除，以免出血不止。

2. 病情观察

(1) 监测生命体征：尤其注意呼吸型态、频率及呼吸音的变化，有无缺氧征象，如有异常，立即予以处理。

(2) 发现进行性血胸的征象：观察胸腔引流液颜色、性状和量，若每小时引流量超过 200mL 并持续 3 小时以上，引流出的血液很快凝固，持续脉搏加快、血压降低，经补充血容量后血压仍不稳定，血红细胞计数、血红蛋白及血细胞比容持续下降，胸部 X 线显示胸腔大片阴影，则提示有进行性血胸的可能，应积极做好术前准备。

3.静脉补液

建立静脉通路，积极补充血容量和进行抗休克治疗；遵医嘱合理输注晶体和胶体溶液，根据血压和心肺功能状态等控制补液的量与速度。

（二）术后护理

1.病情观察

监测血压、脉搏、呼吸、体温及引流液变化，若发现有进行性血胸的征象，应立即报告医师并协助处理；病情危重者，可监测中心静脉压（CVP）。

2.维持呼吸功能

（1）密切观察呼吸型态、频率及呼吸音变化。

（2）根据病情给予吸氧，观察血氧饱和度变化。

（3）若生命体征平稳，可取半卧位，以利于呼吸。

（4）协助病人叩背、咳痰，教会其深呼吸和有效咳嗽的方法，以清除呼吸道分泌物。

3.胸腔闭式引流的护理

保持管道密闭，严格无菌操作，保持引流通畅，观察记录引流情况，预防和处理意外事件，做好拔管前后的护理。

4.预防感染

（1）遵医嘱使用抗生素。

（2）密切观察体温、局部伤口和全身情况的变化。

（3）鼓励病人咳嗽、咳痰，保持呼吸道通畅，预防肺部感染的发生。

（4）在进行胸腔闭式引流护理过程中，严格遵循无菌操作原则，保持引流通畅，以防胸腔继发感染。

（三）健康教育

1.休息与营养

指导病人合理休息，加强营养，提高机体免疫力。

2.呼吸功能锻炼

指导病人腹式呼吸及有效咳嗽的方法，教会其咳嗽时用双手按压患侧胸壁，以减少切口疼痛。

3.定期复诊

出现呼吸困难、高热等不适时及时就诊。

第五章 血管外科疾病诊疗与护理

周围血管疾病是临床上的常见病和多发病，发病机制复杂。常见的周围血管疾病有下肢静脉曲张、深静脉血栓、动脉硬化性闭塞症及血栓闭塞性脉管炎等，发病期间可表现为肢体血液循环障碍、疼痛、感染、行走困难及全身发热等，严重者可导致肺栓塞，危及病人的生命。改善肢体的血液循环、预防局部感染和缓解局部症状是治疗和护理的关键。常见周围血管疾病的临床表现及护理是本章的学习重点。

第一节 周围血管损伤

周围血管损伤常见于战争、工伤事故和交通意外等，以四肢血管损伤多见，其次为颈部、骨盆、胸腹部等。动脉损伤多于静脉，伴行的动静脉合并损伤和单独损伤均可见到。严重血管损伤可因失血过多而危及生命，或受伤肢体可因不同程度缺血而发生功能障碍。因此，及时发现并正确处理血管损伤是治疗的关键。

一、临床表现

（一）症状

创伤部位可有伤口大量出血、肢体肿胀明显、疼痛、远端动脉搏动消失等症状，严重者可出现休克。

（二）体征

当不同受伤部位的血肿相互交通，血液通过损伤部位流入血肿，产生涡流，听诊时即可闻及收缩期杂音，触诊时感到震颤。

二、辅助检查

(一) X 线

可了解是否合并骨折、关节脱位及是否有异物存留等情况。

(二) 多普勒超声

了解血管 (包括动脉和静脉) 解剖情况，有无损伤及损伤情况如何。

(三) CTA

可发现血管损伤的部位及范围。

(四) 血管造影

可显示血管狭窄、缺损、中断或造影剂外溢等血管损伤的表现，是诊断血管损伤的重要检查，可明确血管损伤部位和范围，为手术方式的选择提供依据。

三、处理原则

首先处理危及生命的合并性损伤。

(一) 非手术治疗

1.伤口止血
(1) 伤口覆盖纱布后，局部压迫包扎止血。
(2) 消毒敷料填塞压迫、绷带加压包扎止血。
(3) 损伤血管暴露于创口时，用止血钳或无损伤血管钳钳夹止血。

2.防治休克和感染
立即建立静脉通路输液、输血，防治休克，同时给予有效、足量的抗生素预防感染。

(二) 介入治疗

血管损伤 (如假性动脉瘤、夹层等) 者可行支架置入术 (包括覆膜或裸支架)、栓塞等治疗。

（三）手术治疗

原则上诊断一经确立，应立即采取手术治疗。

1. 止血清创

用无损伤性血管钳钳夹，或经血管断端插入 Fogarty 导管并充盈球囊阻断血流，修剪无活力血管壁，清除血管腔内的血栓、组织碎片和异物。

2. 处理损伤血管

在病情和技术条件允许时，应积极争取修复，方法如下。

（1）侧壁缝合术。

（2）补片成形术。

（3）端 - 端或端侧吻合术。

（4）血管移植术：自体大隐静脉或人工血管移植。在血管损伤严重，难以修复或没有修复价值时，可行血管结扎术。

四、护理措施

（一）急救与术前护理

1. 安全转移

迅速排除造成继续损伤的因素，让病人安全快速脱离危险。

2. 评估伤情

根据病人的外伤史、受伤部位和生命体征变化，进行初步检查，快速评估伤情。及时发现危及生命的创伤，并给予对症处理，如止血、吸氧及保持呼吸道通畅等，对有骨折或疑有骨折病人应妥善固定患肢。

3. 建立静脉通路

迅速建立静脉通路，尽快输血、输液，注意血管活性药物的副作用，同时注意勿使液体从近侧损伤静脉漏出。

4. 病情观察

密切观察生命体征、意识、瞳孔、尿量、肢体温度及颜色等。病情危重者应给予中心静脉压监测，以调整液体入量，维持循环稳定。

5. 术前准备

备血，需植皮者应做好植皮区的皮肤准备。

(二) 术后护理

1. 体位

患肢保暖、制动，静脉血管术后患肢宜高于心脏水平 20～30cm，动脉血管术后患肢放平或低于心脏水平。

2. 病情观察

(1) 肢体血运的观察：术后严密观察肢体血供情况，包括肢体的动脉搏动、皮肤颜色及温度、浅静脉充盈情况等。

(2) 用药观察：抗凝治疗期间注意观察有无出血、渗血等抗凝过度现象，发现异常及时通知医师。

3. 并发症的护理

(1) 感染。

①保持皮肤清洁、干燥，观察切口敷料有无渗血、渗液，浸湿后予以及时更换。

②每隔 24～48 小时观察创面，一旦发现感染，及时通知医师并协助处理。

③遵医嘱应用抗生素预防感染。

(2) 筋膜间隔综合征：四肢血管损伤病人术后如出现肢体剧痛、肿胀、颜色苍白、感觉及运动障碍、不明原因的发热和心率加快，应警惕筋膜间隔综合征的发生，立即通知医师并做好深筋膜切开减压的准备。

(三) 健康教育

1. 疾病预防

应避免外伤和末梢组织受压等意外，注意安全。

2. 功能锻炼

术后肢体功能锻炼遵循主动、循序渐进的原则进行，促进侧支循环建立，增加末梢组织的灌注。

3. 复诊指导

出院后 1～2 个月门诊复查，了解血管通畅情况，期间如有不适，立即就诊。

第二节　动脉硬化性闭塞症

动脉硬化性闭塞症（arteriosclerosis obliterans，ASO）是一种全身性疾病，表现为动脉内膜增厚、钙化、继发血栓形成等，是导致动脉狭窄甚至闭塞的一组慢性缺血性疾病，多见于 45 岁以上的中老年男性，以腹主动脉远端及髂 - 股 - 腘等大动脉、中动脉最易受累。

一、病因

本病是全身动脉粥样硬化的一部分，其病因与发病机制尚未完全阐明。涉及的因素很多，但目前已有充分资料说明，脂质代谢的紊乱、血流动力学的改变、动脉壁的功能障碍以及凝血和纤溶系统的紊乱是其重要因素。某些血管区域血流的应力、张力和压力的变化是本病发病的基础。在血管分支或分叉的对角处所产生的湍流和涡流的持续性压力可导致内膜细胞损伤和增殖，故其节段性病变常出现于颈总动脉分出颈内动脉和主动脉分出髂动脉的分叉处。立位时，下半身血压较高可能是下肢受累多于上肢的原因。糖尿病、高血压、吸烟、肥胖和家族史等为动脉硬化的危险因素。

二、病理解剖及病理生理

下肢动脉最常受累，90% 的患者累及股浅动脉，其次是主动脉、髂动脉及腘动脉，上肢动脉较少受累，偶可发生在锁骨下动脉近端和尺动脉，有些老年人伴糖尿病，病变可发生在较小动脉。

动脉壁最明显的改变是内膜下组织中有不规则高出内皮表面的粥样硬化斑块，内膜中有过度的纤维物质沉着，导致内膜增厚和管腔狭窄，狭窄和闭塞呈节段性，但其近侧和远侧的动脉内膜也有动脉硬化的改变。内膜的破坏，斑块的溃疡、坏死，继发性血栓形成以及斑块内部的出血等都可导致管腔闭塞而造成肢端缺血。机化的血栓可以再通，闭塞血管的远近段可以建立侧支循环。动脉壁中膜可发生肌纤维萎缩和坏死，并被胶原纤维所代替，还可有钙质沉着。少数可导致动脉扩张，形成动脉瘤。病变后期动脉常扩张、变硬，呈条索状或不规则扭曲。

患肢缺血的程度取决于动脉闭塞的部位、程度、范围，闭塞发生的速度以及侧支循环代偿的程度。

一、临床表现

症状的轻重与病程进展、动脉狭窄及侧支代偿的程度有关。病程按 Fontaine 法分为 4 期。

(一) Ⅰ期 (症状轻微期)

较早期，无明显表现，但可出现患肢麻木、发凉，行走易疲劳，患肢皮温较低，颜色苍白，脚趾有针刺样感；足背和 / 或胫后动脉搏动减弱；踝 / 肱指数＜0.9。

(二)Ⅱ期（间歇性跛行期）

间歇性跛行是此期的特征性表现，主要表现为随着动脉狭窄范围的扩大与程度的加重，出现行走一段路程后，患肢足部或小腿肌痉挛、疼痛及疲乏无力，无法行走，休息片刻后即可缓解的症状，症状反复出现。随着病情进展，行走距离逐渐缩短，止步休息时间增长。临床上常以跛行距离 200m 作为间歇性跛行期的分界。因此，Ⅱ期常被划分为Ⅱa期（绝对跛行距离＞200m）和Ⅱb期（绝对跛行距离≤200m）。

(三)Ⅲ期（静息痛期）

随着病情继续发展，患肢无法得到最基本的血液供应，常因组织缺血或缺血性神经炎出现持续剧烈疼痛，夜间更甚，疼痛时迫使病人屈膝护足而坐，使病人无法入睡，即使肢体处于休息状态时疼痛仍不止，称为静息痛，可在肢体抬高时加重，肢体下垂时减轻。此期患肢常有营养性改变，表现为皮肤菲薄呈蜡纸样，患足下地时潮红，上抬时苍白，小腿肌肉萎缩等。静息痛是患肢趋于坏疽的前兆。

(四)Ⅳ期（溃疡和坏死期）

脚趾颜色开始变成暗红色，脚趾发黑、干瘪、溃疡和坏死。当干性坏疽变成湿性坏疽时，就会继发感染表现，出现发热、烦躁等全身毒血症状。病变动脉完全闭塞，踝/肱指数＜0.4，侧支循环提供的血流已经不能维持组织存活。

二、辅助检查

(一)特殊检查

包括肢体抬高试验（Buerger 试验）、下肢节段性测压和测压运动实验。

(二)多普勒超声检查

能显示血管形态、内膜斑块的位置和厚度等。利用多普勒血流射频分辨动脉、静脉，显示血流的流速、方向和阻力等。

(三)踝/肱指数（ankle/brachial index，ABI）

踝/肱指数即踝部动脉与同侧肱动脉压比值，是通过测量踝部胫后动脉或胫前动脉以及肱动脉的收缩压，得到踝部动脉压与肱动脉压之间的比值，正常值为

0.9～1.3。若 ABI ＜ 0.9 提示动脉缺血，病人可出现间歇性跛行；ABI ＜ 0.4 提示严重缺血，病人可出现静息痛。踝部动脉收缩压在 30mmHg 以下时，病人会很快出现静息痛、溃疡或坏疽。

(四) CTA 或 MRA

可得到动脉的立体三维图像，更好地了解血管的病变情况。因其无创、显影清晰，成为动脉硬化性闭塞症的首选检查方法。注意造影剂对肾的损伤，检查期间加强水化。对造影剂过敏的可以考虑使用 MRA，但有放大效应。

(五) 数字减影血管造影

是诊断动脉硬化性闭塞症的金标准，可表现为受累血管钙化，血管伸长、扭曲，管腔弥漫性不规则"虫蚀状"狭窄或阶段性闭塞。

三、处理原则

(一) 一般治疗

主要是对患肢的精心护理，经常保持清洁，涂敷乳膏保湿，绝对避免外伤。鞋、袜的选择也应十分注意，使之不致影响局部血流，不会造成皮肤损伤。对已有静息痛的患者，可采用抬高床头的斜坡床，以增加下肢血流灌注，减少肢痛发作。

对于有间歇性跛行发作的患者，应鼓励有规律地进行步行锻炼，坚持每日步行至出现症状为止，长此下去，可延长步行距离。其他如骑自行车或游泳等也是较好的运动。对于导致动脉粥样硬化的危险因素更应积极治疗或禁戒，如调整饮食，控制体重，治疗高血压、高脂血症、糖尿病及戒烟等。

(二) 药物治疗

周围动脉闭塞性疾病的药物治疗适用于：

(1) 防止疾病发展；

(2) 术后或血管成形术后血管再闭塞；

(3) 不能进行血管再通手术或手术不成功者，大多数稳定型间歇性跛行患者采用非手术治疗可获得良好效果。

1.降血脂药物

血脂增高的患者，经过饮食调节及体育活动后，仍不降低者，可选用下列降血脂药物。

（1）氯贝丁酯。每日 3 ~ 4 次，每次 0.5g，口服。以后酌情减量维持。其降血甘油三酯的作用较降胆固醇作用明显，适用于重型高血脂蛋白血症，且有减少组织胆固醇沉积、降低血小板黏附性、增加纤维蛋白的溶解活性和减少纤维蛋白原浓度，从而降低凝血作用的作用。与抗凝剂合用，要注意重新调整抗凝剂的剂量。应用此药，少数患者有胃肠道反应、皮肤发痒和荨麻疹的副作用，以及一时性血清转氨酶增高和肾功能改变，宜定期检查肝、肾功能。本药经较长时间应用观察，肯定有降血脂的作用，但有人认为对本病的病死率影响并不大。同类药物还有氯贝酸铝盐、双贝特、利贝特、萘酚苯、降脂酰胺、降脂吡醇。

（2）亚油酸。每次 1 ~ 2 丸（每丸 0.2g），每日 3 次，口服。能与胆固醇结合成酯，并促使其降解为胆酸而排泄，故有降低血清中胆固醇的作用，亦有降低甘油三酯含量的作用，从而维持胆固醇、甘油三酯等代谢的平衡，防止胆固醇在血管壁上的沉积，防止动脉硬化症。与此相类似的药物如下。

①益寿宁，这是亚油酸及多种维生素复方，每日 3 次，每次 3 粒。

②脉通，类似商品"心脉乐"，为亚油酸乙醇、卵磷脂、肌醇、维生素 B6、维生素 C、芦丁、维生素 E 的胶丸，1 日 3 次，每次 2 ~ 4 丸。

（3）弹性酶。由胰脏提取或由微生物经发酵制得。能影响脂质代谢，阻止胆固醇在体内并促其转化成胆汁酸，从而降低胆固醇，并能防止动脉粥样硬化及抗脂肪肝。每日 3 次，每次 20mg。

（4）考来烯胺。与阴离子交换树脂口服后与肠内胆酸结合，阻断胆酸的肠循环，加速肝中胆固醇分解为胆酸，与肠内胆酸一起排出体外而使胆固醇下降，适用于重型高脂蛋白血症。每日 3 次，每次 4 ~ 5g。有便秘等肠胃反应。

（5）维生素。维生素 C，每日至少 1.0g，口服或加入 25% 葡萄糖液 20 ~ 40mL 内静脉注射，可能有加强肝内排出胆固醇的作用。维生素 B6 通过参与脂肪酸代谢作用的亚油酸转变为花生四烯酸过程而有降胆固醇的作用，每日 3 次，每次 50mg 口服。

2. 扩张血管药物的治疗

扩张血管的药物，治疗的主要目的是解除血管运动障碍，或血管痉挛，可用血管扩张剂。其目的是建立侧支循环、重建血流、改善肢体血流供应、消除疼痛、恢复肢体功能，常用的西药如下。

（1）妥拉唑啉。为 α 受体阻滞剂，能使周围血管舒张而降血压，口服，1 日 3 次，每次 25mg，肌内或皮下注射，1 次 25mg。

（2）烟酸。本品有较强的周围血管扩张作用。口服后数分钟即有效，可维持数分钟至 1 小时，口服，1 次 50 ~ 200mg，1 日 3 次，饭后服。用于降血脂，剂量可以适当加大。

（3）环扁桃酯（抗栓丸）。本品能直接松弛血管平滑肌使血管扩张，对脑、肾、血管及冠状动脉有选择性的持续扩张作用，从而使血液增加。口服，每日3次，每次100~200mg。个别患者用药后可引起恶心、呕吐、食欲下降等，大剂量可引起低血压。

（4）低分子右旋糖酐。静脉滴注可以减轻血液黏稠度，增加红细胞表面负电荷，抗血小板凝聚，因而能改善血循环，防止血栓和促进侧支循环的建立。用法：低分子右旋糖酐静脉滴注，每日1次，每次500mL，10次为1疗程，还可以加用丹参注射液10mL，或当归注射液4~8mL静脉滴注。用药后少数患者有发热、奇痒、头晕、皮疹等反应，使用时应注意。

3. 抗生素的应用

当患者肢体发生坏疽继发感染时，应根据伤口脓液细菌培养和药物敏感实验结果，选用有效的抗生素，以控制感染。如为绿脓杆菌感染，可用多黏菌素B、黏菌素等治疗。抗生素常规肌内注射和结合静脉滴注效果更显著。抗生素溶液局部创口湿敷也有一定作用。

（三）手术治疗

适用于伴有严重静息痛，症状呈进行性加剧，有产生溃疡或坏疽可能者。主要采用人造血管或自体大隐静脉旁路移植术，或行动脉内膜剥脱术以疏通流向患肢的动脉血流。

（四）中医药治疗

本病是气血凝滞、经络瘀阻、气血运行不畅所致，治疗以活血化瘀、温经通络为主。可服汤剂：当归、熟地、络石藤、黄芪各15g，赤芍、川芎、苏木、地龙、牛膝、郁金、制川乌、干姜、桂枝各10g，制乳香、制没药、红花各6g，鸡血藤30g。

四、护理评估

（一）术前评估

1. 健康史

了解病人有无糖尿病、高血压、高胆固醇血症、心脏病及吸烟史，有无感染、外伤史，生活环境及工作环境等。

2.身体状况

（1）症状与体征：评估患肢缺血情况，包括皮温、皮肤颜色及血管搏动情况；疼痛部位、程度、性质、持续时间以及有无缓解和加重的因素；患肢有无坏疽、溃疡与感染等。

（2）辅助检查：了解影像学检查情况，动脉闭塞部位、范围、性质、程度及侧支循环建立情况等。

3.心理-社会状况

评估病人有无焦虑、抑郁等不良心理状况，评估病人对疾病的了解程度，以及病人的家庭和社会支持情况。

（二）术后评估

1.术中情况

评估病人麻醉、手术方式以及术中有无出血、输血等情况。

2.身体状况

评估病人的生命体征，患肢远端皮肤温度、颜色和血管搏动情况；有无放置引流管及其部位，是否通畅，评估引流液的颜色、性状及量；手术切口是否有渗出及渗液的性质；是否发生出血、感染、血管栓塞、移植血管闭塞、吻合口假性动脉瘤等并发症。

3.心理-社会状况

评估病人有无焦虑、抑郁等，能否配合治疗和护理，能否坚持功能锻炼。

五、护理措施

（一）非手术治疗的护理／术前护理

1.饮食护理

以低热量、低糖及低脂食物为主，多进食新鲜蔬菜、水果等富含纤维素食物，可预防动脉粥样硬化。

2.疼痛护理

（1）体位：睡觉或休息时取头高脚低位，避免久站、久坐或双膝交叉，影响血液循环。

（2）戒烟：消除烟碱对血管的收缩作用。

（3）改善循环：轻症病人可遵医嘱应用血管扩张剂，解除血管痉挛，改善肢体血供。

（4）镇痛：运用合适的评估工具对病人的疼痛部位、程度、性质等进行评估，疼痛剧烈者，遵医嘱应用镇痛药；给药后30～40分钟再次评估疼痛。

3. 患肢护理

（1）保暖：应避免因寒冷刺激引起血管收缩，加重局部缺血、缺氧；注意足部保暖，但要避免局部热疗，以防止烫伤病人或因局部组织温度骤然升高而加重缺血缺氧。

（2）清洁：保持足部的清洁、干燥，要求病人每日要用温水洗脚，勤剪指甲，皮肤瘙痒时要避免用手抓痒使皮肤受伤。

（3）运动：发生坏疽、溃疡时应卧床休息，避免运动加重局部的缺血、缺氧。

（4）抗感染：如有感染应遵医嘱使用抗生素，注重创面的换药。

4. 功能锻炼

鼓励病人每日适当步行，指导病人进行 Buerger 运动：平卧，抬高患肢45°以上，维持2～3分钟，然后坐起来，自然下垂双脚2～5分钟，并做足背的伸屈及旋转运动；然后将患肢放平，休息5分钟，以上动作练习5次为1组，每日可进行数组。若腿部发生溃疡及坏死，有动脉或静脉血栓形成时，不宜做此运动，否则将加重组织缺血缺氧，或导致血栓脱落造成栓塞。

5. 心理护理

关心体贴病人，给予情感支持，减轻病人的焦虑、恐惧心理，帮助其更好地配合治疗、树立战胜疾病的信心。

（二）术后护理

1. 体位

（1）传统手术：术后取平卧位，患肢安置于水平位，避免关节过屈从而挤压、扭曲血管；卧床制动2周，自体血管移植者若愈合良好，制动时间可适当缩短。

（2）介入手术：术后髋关节穿刺处需加压包扎弹力绷带，髋关节禁屈曲，穿刺侧肢体自然伸直制动24小时后才能下床活动，防止伤口裂开。

2. 病情观察

（1）一般状况：密切观察病人生命体征、意识以及尿量。

（2）患肢血运。

①观察患肢远端皮温、皮肤颜色和血管搏动情况，若动脉重建术后肢体出现肿胀、剧烈疼痛、麻木、皮肤发紫、皮温降低，应及时报告医师，做好再次手术的准备。对于置管溶栓病人，需防止发生移位等情况。

②患肢保暖，避免肢体暴露于寒冷环境中。

③观察术后肢体肿胀情况，主要由组织间液增多及淋巴回流受阻所致，一般可在数周内消失。

3. 引流管护理

行介入手术者术后无须放置引流管，行传统手术者则需放置引流管，引流管通常放置在血管鞘膜外，注意观察引流液的量、颜色及性质，保持引流通畅，并准确记录。

4. 功能锻炼

传统术后病人7~10天床上活动，10天后进行床边活动，3周内避免剧烈运动；介入术后病人鼓励早期锻炼，在术后6小时可以进行床上锻炼，术后24小时可以适当在床旁运动，可适量地做有氧运动，如太极、瑜伽、慢走等，控制运动强度、时间和速度，加快患肢部位的循环。

5. 并发症的护理

（1）出血。严密观察切口敷料有无渗血、渗液，引流液的颜色、量、性状。若术后血压急剧下降，敷料大量渗血，需警惕吻合口大出血，立即报告医师并做好再次手术准备。

（2）远端血管栓塞、移植血管闭塞、夹层。观察肢体远端血供情况，如皮温、皮肤颜色，若出现皮温下降、皮肤颜色发绀等情况，及时通知医师给予相应处理。

（3）感染。观察切口有无渗液，红、肿、热、痛等感染征象，有无畏寒、发热等全身感染征象，发现异常应及时报告医师。若病人肢端出现溃疡，应取溃疡标本行细菌培养，并遵医嘱合理使用抗生素。

（4）吻合口假性动脉瘤。表现为局部疼痛，位置表浅者可触及动脉性搏动，造影显示动脉侧壁局限性突出于血管腔外的囊状瘤腔，一经确诊，及时手术治疗。

（5）其他。缺血再灌注损伤、骨筋膜室高压综合征、造影剂的肾损害等。

（三）健康教育

1. 保护患肢

（1）严格戒烟。

（2）保护肢体，选择宽松的棉质鞋袜并勤更换，切勿赤足行走，避免外伤。

（3）注意患肢保暖，避免受寒体态。

（4）旁路术后6个月内避免吻合口附近关节的过屈、过伸和扭曲，以防止移植物再闭塞或吻合口撕裂。

（5）介入术后不可用热水泡脚，避免缺血症状加重。

2. 饮食指导

以低糖、低胆固醇及低脂食物为主，预防动脉病变，特别是行介入手术病人的胆固醇值和甘油三酯值常比正常人高，因此在饮食方面要特别注意；多摄取维生素，以维持血管平滑肌弹性；忌辛辣刺激食物；体态肥胖者需减肥，达到控制血压、血糖、血脂目的。

3. 药物指导

旁路术后病人应遵医嘱服用抗血小板聚集、抗凝、降血脂及降压药，每 1~2 周复查凝血功能。

4. 定期复诊

术后 1 个月、3 个月、6 个月、12 个月分别到门诊复查 ABI 和彩超，以了解血管通畅情况。若出现皮温发凉、感觉异常、间歇性跛行、疼痛加重、原有症状加重或全身出现感染症状，应及时到医院就诊。

第三节　血栓闭塞性脉管炎

血栓闭塞性脉管炎（thromboangitis obliterans, TAO）又称 Buerger 病，是一种累及血管的炎症性、节段性和周期性发作的慢性闭塞性疾病。多侵袭四肢中小动、静脉，以下肢血管多见，病变常由肢体远端向近端呈节段性发展。该病好发于男性青壮年。

一、临床表现

本病起病隐匿，进展缓慢，多次发作后症状逐渐明显和加重。病程分为 3 期。

(一) 局部缺血期

以感觉和皮肤色泽改变为主，可出现动脉硬化性闭塞症 I 期及间歇性跛行的临床表现。此外，此期还可表现为反复发作的游走性血栓性静脉炎，即浅表静脉发红、发热、呈条索状，且有压痛。

(二) 营养障碍期

以疼痛和营养障碍为主，可出现静息痛，皮温下降，肢端苍白、潮红或发绀，且可伴有营养障碍表现，如皮肤干燥、脱屑、脱毛及肌肉萎缩等。患肢动脉搏动消失，但尚未出现肢端溃疡或坏疽。

(三) 组织坏死期

以溃疡和坏疽为主，可出现动脉硬化性闭塞症Ⅳ期的临床表现。

血管闭塞性脉管炎的临床表现与动脉硬化性闭塞症相似，但两者在病因病理方面存在差异，两者的鉴别诊断要点见表 5-1。

表 5-1 动脉硬化性闭塞症与血栓闭塞性脉管炎的鉴别

	动脉硬化性闭塞症	血栓闭塞性脉管炎
发病年龄	多见于 > 45 岁	青壮年多见
血栓性浅静脉炎	无	常见
共病	常合并高血压、冠心病、高脂血症、糖尿病	常无
受累血管	大、中动脉	中、小动静脉
受累动脉钙化	可见	常无
动脉造影	广泛性不规则狭窄和节段性闭塞，硬化动脉扩张、扭曲	节段性闭塞，病变近、远侧血管壁光滑

二、辅助检查

(一) 多普勒超声

能评价缺血程度，判断动静脉是否狭窄或闭塞，还可利用多普勒血流射频显示血流的流速、方向和阻力等。

(二) CTA

可得到动脉的立体图像，显示患肢血管的病变节段及狭窄程度。

(三) DSA

主要表现为肢体远端动脉的节段性受累，有时可伴有近端动脉的节段性病变。病变的血管狭窄或闭塞，而受累血管之间血管壁可光滑平整。此外，DSA 检查还可显示闭塞血管周围有无侧支循环，能与动脉栓塞鉴别。

三、处理原则

治疗的重点在于防止病变发展，改善和促进下肢血液循环。

（一）非手术治疗

1.一般疗法

严格戒烟是关键。其他包括防止患肢受伤；注意保暖、防潮；适当使用镇静、镇痛药；早期病人可进行患肢的适度锻炼，促进侧支循环建立。

2.药物治疗

应用扩张血管、抑制血小板聚集的药物改善血液循环，有溃疡并发感染者，还应给予抗生素；中医中药辅助治疗。

3.高压氧疗法

以改善组织的缺氧状况，减轻患肢疼痛，促进溃疡愈合。

4.创面处理

干性坏疽应局部消毒包扎，湿性坏疽容易感染，给予及时换药的同时应用抗生素预防或控制感染。

（二）手术治疗

目的是增加肢体血液供应和重建动脉血流通道，改善缺血引起的后果。常见手术方式如下。

（1）腔内治疗：主要有 PTA、血管内支架、置管溶栓术。

（2）腰交感神经切除术：适用于早期发病的病人，但远期疗效并不理想。

（3）自体大隐静脉或人工血管旁路移植术：适用于主干动脉节段性闭塞，但在闭塞的近侧和远侧仍有通畅的动脉通道者。

（4）动、静脉转流术：慎选，此法可缓解静息痛，但并不降低截肢率。

（5）截肢术：适用于肢体远端已有明确坏死界限、溃疡无法愈合、坏疽无法控制或严重感染引起毒血症者。

四、护理措施

静脉手术后患肢抬高30°，制动1周；动脉手术后患肢平放，制动2周；自体血管移植术后愈合较好者，卧床制动时间可适当缩短。病人卧床期间应适当做足背屈伸运动，以促进局部血液循环。加强病情观察，注意预防和处理感染、出血、动脉栓塞、血管痉挛或继发血栓等并发症。术前护理如饮食护理、疼痛护理和心理护理等，术后护理如体位管理、引流管护理和功能锻炼等其他护理参见本章第二节中动脉硬化性闭塞症的护理。

第四节　多发性大动脉炎

多发性大动脉炎为主动脉及其分支的慢性、进行性且常为闭塞性的炎症,亦称缩窄性大动脉炎。由于受累动脉的不同而产生不同的临床类型,其中以头和臂部动脉受累引起的上肢无脉症为最多,其次是降主动脉、腹主动脉受累的下肢无脉症和肾动脉受累引起的肾动脉狭窄性高血压,也可见肺动脉和冠状动脉受累。通常所称的"无脉病"大多是本病的头和臂部动脉受累的类型。

一、病因与病理

病因至今不明,曾被认为与结核、风湿、内分泌异常有关,近年又提出系感染后的自体免疫性反应。病变分布范围广泛,可累及整个主动脉及其分支。病变由动脉外膜开始,逐渐向内扩展。

肉眼观。被累及的主动脉管壁明显增厚、变硬,内膜表面凹凸不平。轻者只见少数白色斑块,重者有多数斑块隆起,其间为树皮样皱纹。受累大分支管腔明显狭窄,甚至被纤维组织完全阻塞。

镜下观。以中膜病变最为严重。有弹力纤维断裂和炎性肉芽组织增生,其中有上皮样细胞、朗罕巨细胞和淋巴细胞浸润,颇似结核结节。内膜显著增厚。其中多见大量平滑肌细胞及胶原纤维增生。基质多少不一,内弹力膜断裂或消失。外膜可见大量结缔组织增生,其中胶原纤维常发生玻璃样变,滋养血管壁增厚,其周围有淋巴细胞、浆细胞浸润。

在少数情况下,病变血管壁破坏广泛而结缔组织修复不足,可能引起动脉扩张,甚至导致动脉瘤形成。个别可因升主动脉扩张而致主动脉瓣关闭不全。少数患者病变可累及冠状动脉和肺动脉,而引起相应的病理变化。

二、诊断思路

(一)临床表现

可分为两个阶段:初始的活动期和后期血管闭塞期。

1.活动期

3/4的患者于青少年时发病。起病大多缓慢,有全身症状如发热、全身不适、食欲下降、消瘦、盗汗、乏力和关节痛等。病变动脉处可有局限性疼痛和压痛。活动期症状可自行隐退,经过长短不等的隐匿期后出现大动脉及分支闭塞的症状和体征。

2. 血管闭塞期

狭窄病变血管处可有血管杂音和震颤，远端的动脉搏动减弱或消失，血压降低或测不出。临床上根据血管受累部位可分三型。

（1）头臂动脉型。病变主要位于主动脉弓和头臂血管。颈动脉和椎动脉狭窄堵塞时，可有不同程度的脑缺血，表现为头昏、头痛、眩晕、视觉障碍等，严重者可晕厥。颈动脉搏动减弱或消失，可听到血管杂音，眼底视网膜贫血。锁骨下动脉受累时，出现患肢无力、麻木和冷感，活动后间歇性肢体疼痛。患侧桡动脉搏动减弱或消失，血压下降或测不出，是为无脉症。

（2）腹主动脉型。累及肠系膜动脉时可致肠道功能紊乱或肠梗死；累及肾动脉时可致肾性高血压、肾区或脐周血管杂音；累及髂总动脉时可致患侧下肢麻木发凉、间歇性跛行、动脉压降低，股、腘、足背动脉减弱或消失，髂总动脉部位可闻及血管杂音。

（3）胸腹动脉型。可同时出现上述两型的临床表现。

（4）肺动脉型。可有心悸、气促、肺动脉瓣区收缩期杂音，严重者可致咯血、发绀等肺动脉高压表现。

（二）实验室及其他检查

1. 实验室检查

急性炎症期有红细胞沉降率增快和白细胞升高；慢性血管闭塞期多有轻度贫血和 α、γ 球蛋白及免疫球蛋白 IgG、IgM 升高等。部分病例可有非特异性 C 反应蛋白、ASO 升高及血清抗主动脉抗体、类风湿因子、抗核抗体阳性。

2. 影像学检查

超声多普勒、DSA 和 X 线血管造影等可检出受累血管异常血流、管壁不规则影、管腔狭窄或闭塞、囊状血管瘤和侧支循环等。导管法 X 线血管造影因有一定危险性及并发症，故仅在术前准备时应用。

3. 其他检查

病变累及主动脉瓣、冠状动脉时，心电图可显示左心室肥大、心肌缺血或心肌梗死等；颈动脉受累者眼底检查可显示视网膜苍白、变性或萎缩等；脑血流图可显示脑部血流量减少等。

（三）诊断和鉴别诊断

根据病史和特殊体征，本病诊断并不困难。

1. 诊断标准

（1）脑动脉缺血症状。

（2）单侧或双侧肢体出现缺血症状。

（3）顽固性高血压，且在腹主动脉或肾区出现二级以上的血管杂音。

（4）血管杂音。

（5）无脉病眼底。

（6）与年龄不符的主动脉结突出，主动脉增宽延长及主动脉内收等。判定：凡年轻人，尤以女性青年，有上述表现之一者均可高度怀疑或确诊为本病。

2. 鉴别诊断

本病需和以下疾病相鉴别。

（1）先天性主动脉狭窄。有和大动脉炎相同的由于下肢供血不足引起的下肢无力、冷感、酸痛麻木；由于高血压引起的头痛、头晕、耳鸣，肩胛骨附近、腋部、胸骨旁侧支循环的收缩期或连续性血管杂音，以及脉搏微弱或不能触及等症状。但大动脉炎缩窄段往往较长，且常是多数动脉受累。可资鉴别。

（2）血栓闭塞性脉管炎。血栓闭塞性脉管炎的无脉、肢冷等症状虽易与大动脉炎混淆。但前者多有严重吸烟嗜好和受冻史，侵犯的多为四肢部的中、小型动脉，以下肢较多。肢体有剧烈疼痛和血管痉挛现象，无血管杂音。常发生干性坏疽，且多局限于足部，可资鉴别。

（3）闭塞性动脉粥样硬化。本病的肢体发凉、怕冷、麻木、缺血征象、动脉搏动减弱或消失等和大动脉炎相似，但前者年龄多在 40 岁以上，体表动脉有弦硬、扭曲现象，常伴有高血压、冠心病、糖尿病和偏瘫。眼底检查有视网膜动脉硬化表现，血脂增高。据此不难区别。

三、治疗策略

（一）活动期治疗

在动脉炎症活动期和全身症状明显时，可用肾上腺皮质激素治疗，给泼尼松 5～10mg 或地塞米松 0.75～1.5mg，3～4 次／日，至体温下降、血沉趋向正常后逐渐减量以至停药。如有结核或链球菌感染，应同时给予抗结核药物或青霉素 G。

（二）稳定期治疗

1. 免疫抑制药的应用

可试用硫唑嘌呤，每日 0.1g，口服。环磷酰胺，50mg，口服，3 次／日。甲氨蝶

吟（MTX），5mg，口服，1次/日，连用5日，停药7～14日为1个疗程。6- 巯基嘌
吟（6-MP），每日2～4mg/kg，口服，分2～3次。左旋咪唑，50mg，3次/日。上述
制剂可与激素合用，以减少激素用量。由于此类药物不良反应较大，以及效果尚难
确定，故较少使用。

2. 血管扩张药的应用

对慢性型患者更为适用。地巴唑30mg，3次/日；烟酸100mg，3次/日；妥
拉唑啉25～50mg，3次/日。静滴右旋糖酐 -40（低分子右旋糖酐）或706代血浆
250～500mL，1次/日。川芎嗪80mg加10%葡萄糖溶液250mL，静滴1次/日。以
上均以2周为1个疗程。

3. 抗凝药物的应用

双嘧达莫25～50mg，3次/日；或肠溶阿司匹林50～100mg，1次/日；或噻氯
匹定250mg，1次/日口服。

4. 降压药物

在有高血压时宜与两种以上降压药物合用。

（三）手术治疗

当有肾动脉狭窄、肾性高血压明显或由于血管严重狭窄引起脑供血不足，如伴
有视力减退、晕厥等，或有动脉瘤存在时，均宜争取手术，如血管腔内成形或瘤体
切除术。

（四）经皮腔内血管成形术

本法主要用于短段主动脉狭窄和肾动脉起始部狭窄者。

四、护理

（一）术前护理

1. 饮食护理

给予低盐、低脂、高维生素、高蛋白、易消化饮食，少量多餐。动脉瘤患者应
保持排便通畅，避免用力排便。

2. 活动

疾病活动期应卧床休息，避免坠床、外伤。

3. 病情观察

密切观察患者神志、意识改变，及时发现脑缺血性损伤。定时监测生命体征，

尤其血压监测。锁骨下动脉狭窄者常出现肱动脉、桡动脉搏动减弱或消失，血压测不出，应测量健侧肢体，必要时可测量下肢血压以供参考。肾性高血压者应遵医嘱给予降压药物，避免血压过高引起脑血管意外。

4. 疼痛的护理

头痛者遵医嘱使用甘露醇和降压药，降低颅内压，维持正常血压。必要时遵医嘱服用药物镇痛。

5. 药物的护理

活动期多发性大动脉炎患者口服糖皮质激素和免疫抑制剂治疗，服药期间应注意激素引起的库欣综合征、感染、高血压、高血糖、精神症状和消化道出血等不良反应，长期使用应预防骨质疏松。在免疫抑制剂使用中应注意监测血、尿常规和肝、肾功能，以监测不良反应的发生。

6. 心理护理

由于患者对相关知识缺乏，以及对疾病预后未知，多存在不同程度的焦虑。因此，应让患者了解疾病的基本情况和治疗过程，让患者心中有数，增加患者战胜疾病的信心，以积极配合治疗。

（二）术后护理

1. 体位

头臂型大动脉炎患者术后应斜坡卧位，以促进颅内血液回流，避免脑水肿和颅内压升高。腔内治疗术后宜低斜坡卧位或平卧24小时，穿刺侧肢体应限制活动，避免穿刺血管出血。

2. 饮食

腔内治疗术后嘱患者饮水，以促进造影剂排空。饮食同术前。

3. 病情观察

头臂型大动脉炎术后应密切观察患者神志、意识的改变，以判断有无脑缺血或脑水肿。监测生命体征，维持呼吸及血流动力学稳定。肾动脉狭窄患者术后应监测24小时尿量，以了解肾脏功能。监测患侧肢体血液灌注情况，观察患侧肢体皮肤颜色、温度、感觉及动脉搏动情况。

4. 伤口的护理

腔内治疗后穿刺血管应压迫止血并加压包扎。观察伤口有无红肿及脓性分泌物，有无渗血，定时更换敷料。

5. 疼痛的护理

中重度疼痛者应给予止痛剂。

（三）健康教育

1. 饮食指导

低盐、低脂、低胆固醇饮食。尽量少食油炸食物、肥肉、动物内脏、蛋黄、猪脑、鱼子、蟹黄、动物油等，宜食用植物油。

2. 药物指导

正确服用抗凝剂、抗血小板药物，定期监测凝血功能，注意有无出血倾向，如牙龈出血、鼻出血、皮肤淤斑、血便等。口服糖皮质激素和免疫抑制剂治疗期间应注意有无不良反应，如高血压、高血糖、精神症状和消化道出血等，定期监测肝、肾功能，预防骨质疏松。

3. 体育锻炼

适当参加体育锻炼，避免受风寒刺激。

4. 避免情绪过度波动

保持心情愉快及大便通畅，保证充足睡眠。

5. 定期随访

遵医嘱随访，了解血管通畅情况及疾病发展情况。

五、预防

清除感染病灶，尤其要注意潜伏的结核病。

第五节　深部静脉血栓形成

深部静脉血栓形成是一种静脉内血凝块阻塞性疾病，可导致静脉淤血，组织缺氧，继而发生营养障碍性改变，小腿慢性溃疡，经久不愈，使患者处于病废状态。又可继发肺栓塞等疾病，危及患者生命。在美国各种疾病死亡的患者中，有下肢深静脉血栓形成者占尸检的72%。Sevitt等报道，在一般致命性外伤的伤员中，60%发生下肢深静脉血栓，手术平均并发率为25%～30%，每年因患此病而丧失的劳动力200万人。在我国，随着诊断技术的发展，下肢深静脉血栓形成的发现率得到提高。

一、病因

引起深静脉血栓形成的病因有以下几种。

(一) 血管损伤

肢体外伤时,血管壁的损伤、静脉内插管或各种刺激性溶液、硬化剂或高渗溶液以及细菌毒素等的作用。

(二) 静脉血流滞缓

多见于手术后长期卧床、心力衰竭、腹压增高、下肢静脉曲张等。因静脉内血液淤滞,造成内膜缺氧和变性。

(三) 血凝状态增高

烧伤、创伤、严重脱水、分娩等可造成血液浓缩,纤维蛋白原和第Ⅴ、Ⅷ因子增多;脾切除后血小板的急剧升高;红细胞增多症时血液黏稠度增高,少见的家族性抗凝血酶Ⅲ活性降低;内脏癌肿浸润组织及其破坏所释出的一些物质;某些药物的作用或感染等使血凝状态增高,均可造成静脉内血栓形成。

二、病理

深静脉血栓形成主要是由于血液淤滞及高凝状态,所以血栓与血管壁仅有轻度粘连,容易脱落成为栓子而形成肺栓塞。同时深静脉血栓形成使血液回流受到明显的影响,导致远端组织水肿及缺氧,形成慢性静脉功能不全综合征。

三、护理评估

(一) 临床表现

深部静脉血栓形成常累及下肢深静脉,其中以小腿深静脉和腘静脉为最好发部位,其次可累及髂或股静脉,偶有发生于下腔静脉、上肢深静脉和上腔静脉。其症状差异较大,轻者可无症状,重者常有发热,受累肢体肿痛甚至难以忍受的症状。肺栓塞常为本病的首发症状。

常见体征如下。受累静脉处压痛和牵拉痛,有时可触及压痛的条索状静脉(如腘静脉)。直腿伸踝试验(Homan)征和勒文伯格(Lowenberg)征阳性,前者将下肢伸直,使踝关节急速背屈,可因腓肠肌牵拉刺激小腿病变静脉而发生疼痛。后者用血压计袖带在小腿或大腿充气加压,使病变静脉受压而发生疼痛。静脉阻塞体征:患肢肿胀、凹陷性水肿、局部皮肤温度升高、浅表静脉扩张,出现花斑状发绀,严重者常为肢体坏死先兆。下腔静脉血栓形成时可见下腹部及双下肢明显水肿,腹壁浅静脉扩张和向上回流。上腔静脉血栓形成时可见上肢、胸壁、颈和头面部肿胀和静脉回流受阻。

(二) 实验室及其他检查

1. 实验室检查

白细胞及中性粒细胞轻度升高。

2. 静脉造影

做深静脉造影检查，如能在电影屏幕监视下，选择显影最清晰的时间拍片，就能明显地提高 X 线照影的诊断率。

3. 其他

小腿深部肌肉有压痛而 Homan's 征或压迫腓肠肌试验（Neuhof 征）阳性，血压表充气试验阳性者，强烈地提示小腿肌肉静脉丛有血栓形成可能。

(三) 诊断和鉴别诊断

根据上述临床表现和实验室及其他检查，诊断一般并不困难。

1. 诊断标准

(1) 急性期。

①临床上发病突然，患肢肿胀、疼痛，皮肤颜色呈暗红色，肢体皮温升高。

②急性髂股静脉血栓形成（具有患肢肿胀、浅静脉扩张、股三角区压痛）应该与盆腔肿瘤、急性弥散性淋巴管炎以及急性动脉栓塞相鉴别。

③小腿深静脉血栓形成（小腿深部酸胀痛、局部压痛及 Homans 及 Neuhof 征阳性，应与小腿肌炎、小腿纤维组织炎、小腿肌劳损及腘窝囊肿，以及小腿深部组织肿瘤相鉴别）。

(2) 慢性期。

即为深部静脉血栓形成后遗症。因静脉血回流障碍，故下肢肿胀为凹陷性肿胀，站立、久坐、远行后明显，休息或平卧后减轻，晨轻暮重，长时间后，肢体呈淤滞性皮炎，甚则皮肤色素沉着、浅静脉怒张、浅表性溃疡，进一步演变为"老烂腿""裙边疮"，长期不愈。即使创口愈合，但很快又复发。

2. 鉴别诊断

需与原发性深静脉瓣膜关闭不全、布加综合征、淋巴水肿、小腿肌肉自发性损伤、髂静脉压迫综合征等鉴别。

四、治疗

(一) 一般治疗

(1) 卧床休息 1 ~ 2 周,可减轻疼痛,并使血栓紧粘于静脉壁的内膜上。抬高患肢有利于静脉回流,患肢需高于心脏水平,离床面 20 ~ 30cm,膝关节宜安置于 5° ~ 10° 的微屈曲位。床脚抬高 30°。

(2) 保持大便通畅,以免用力排便使血栓脱落导致肺栓塞。

(3) 开始起床后应穿有压差或无压差长筒弹力袜。

(二) 溶栓疗法

1. 静脉溶栓疗法

适用于发病后 24 小时内,链激酶先 25 万 ~ 50 万 U 静脉注射,然后 10 万 U/h 静滴 24 ~ 72 小时。尿激酶先 4 400U/kg 静脉注射,然后 4 400U/(kg·h)静滴 24 ~ 72 小时。也可用重组组织型纤溶酶原激活剂 (rtPA),特别适用于合并肺栓塞时。总剂量 50 ~ 100mg,先在 1 ~ 2 分钟内静注 10mg,剩余剂量在 2 小时内静脉滴入。

2. 介入溶栓疗法

适用于发病后 10 天内或合并肺栓塞时。用尿激酶 (UK) 灌注有以下几种方法。

(1) 高剂量法:导管到位后先行团注量灌注,15 分钟内注入 UK25 万 U,然后以 25 万 U/h 速度连续灌注 4 小时,以后剂量减为 12.5 万 U/h 灌注。

(2) 低剂量法:无团注,15 分钟内注入 5 万 U,然后以 5 万 U/h 速度灌注。

(3) 中等剂量法:15 分钟内团注 10 万 U,然后以 10 万 U/h 灌注。

UK 的剂量范围为 140 万 ~ 1 600 万 U,平均用量为 400 万 U。灌注时间为 15 ~ 74 小时,平均 30 小时。血栓溶解后,经导管闭注肝素 5 000U,然后以 800 ~ 1 000U/h 速度静滴,以防血栓再形成。

另一方案为 UK4 000U/min 连续灌注,直至血运建立,再以 2 000U/min 灌注,直至血栓完全溶解。溶栓率可高达 88%。

亦可考虑应用相应剂量的链激酶溶栓治疗。

(三) 抗凝疗法

适用于发病 3 天以上的病例。

1. 肝素

肝素具有抗凝、抗血栓、抗炎、抗过敏等作用,可防止新的 (继发性) 血栓形成,但没有直接的溶栓效果。临床治疗效果很不理想。国外有综合报告，肝素治疗下肢深静脉血栓形成 65 例，显效 3 例，好转 8 例，无效者占 83.1%。肝素的用量目前日趋小剂量皮下注射，作为溶栓药的辅助治疗，即 50mg（6 250U）皮下注射，每 8~12 小时 1 次。另有试用超小剂量肝素疗法，即每小时每千克体重肝素 IU 持续静滴。优点是不需要频繁的化验监护，出血不良反应少，一般用 4~6 天改用口服抗凝剂。

2. 双香豆素

为口服抗凝剂，与肝素并用 2~3 天才能获最大有效剂量。首次剂量 300~600mg，第 2 天剂量 100~200mg，此后每日一般维持量 25~100mg。

3. 华法林

华法林为口服抗凝剂，1~3 天剂量 3~4mg，第 3 天后给予维持量 2.5~5mg。

(四) 血小板抑制剂

常用有下列药物。

1. 右旋糖酐

右旋糖酐可补充血容量，降低血液黏度，改善肢体循环，防止血小板和红细胞凝集，还可以降低纤维蛋白原的浓度和干扰某些凝血因子。每次 500mL 静滴，每日 1~2 次，持续 15~20 天。因其本身具有一定抗原性，故易发生过敏反应。

2. 阿司匹林

本品对术后血栓形成有肯定的预防作用，与双嘧达莫有协助作用。每次 0.3~0.6g，每日 3 次口服。肠溶阿司匹林可减轻胃肠道的刺激。

3. 双嘧达莫

单用或小剂量双嘧达莫抑制血小板的作用甚微，且认为有聚集的作用，因而需要大剂量或与其他抗血小板药同用。

(五) 手术治疗

只要严格掌握手术指征，手术取栓仍然会使一些患者获得良好的效果。手术指征如下。

(1) 血栓形成后 48 小时内手术的效果最好，72 小时以后取栓的成功率逐渐降低。

(2) 手术适合以血栓为主的病例，而以静脉炎为主的血栓手术效果欠佳。

(3) 多普勒超声、静脉流变学图像、B 超或静脉造影检查确定血栓主要在腘静脉以上者手术效果好，而在腘静脉以下并有广泛性血栓者手术成功率低，且血栓复发率较高。

(4) 严重的股青肿应早期手术，单纯药物治疗效果不佳。

（5）对于复发性静脉血栓、脓毒症引起的血栓、继发于肿瘤压迫的血栓、身体过分衰弱并有严重并发症或晚期肿瘤的患者，均不宜手术治疗。

实验证明，对于下肢深静脉血栓采用综合治疗效果优于单一方法治疗；手术后患者常常需要抗凝、溶栓来巩固疗效，防止复发。因此，要处理好溶栓、抗凝及手术三者之间的关系，选择好用药时机、用药种类和量，取其利而避其害，以达到最好的近、远期效果。

（六）介入治疗

（1）深静脉血栓形成已延伸到膝以上者，肺栓塞危险性高时；当抗凝剂因并发症而需要终止时；当在足量抗凝剂时仍有反复血栓栓塞发生时；以及当存在不能用抗生素控制的败血性血栓栓塞病变时，可考虑经皮下腔静脉内植入滤过器。

（2）慢性下肢静脉阻塞，主要针对髂静脉、下腔静脉等。静脉造影明确狭窄部位后，从对侧股静脉插管至狭窄处，用球囊扩张并置入支架。

五、预防

着眼于发生肺栓塞的严重威胁，对所有有发生深静脉血栓形成的高危患者均应提前进行预防。股骨头骨折、较大的骨科或盆腔手术，中老年人如有血黏度增高等危险因素，在接受超过 1 小时的手术前大多采用小剂量肝素预防。术前 2 小时皮下注射肝素 5 000U，以后每 8 ～ 12 小时一次直至患者起床活动。急性心肌梗死用肝素治疗也同时对预防静脉血栓形成有利。华法林和其他同类药物也可选用。

阿司匹林等抗血小板药物无预防作用，对于明显有抗凝禁忌者，应采用保守预防方法，包括早期起床活动，穿弹力长袜。定时充气压迫腓肠肌有较好的预防效果，但患者多难以接受。

六、护理

（一）非手术治疗护理 / 术前护理

1. 休息与缓解疼痛

急性期嘱患者 10 ～ 14 日内绝对卧床休息，床上活动时避免动作幅度过大；禁止热敷、按摩患肢，以防血栓脱落。患肢宜高于心脏平面 20 ～ 30cm，可促进静脉回流并降低静脉压，减轻疼痛与水肿。必要时遵医嘱给予镇痛药物。

2. 病情观察

密切观察患肢疼痛的时间、部位、程度、动脉搏动、皮肤温度、色泽和感觉；

每日测量、比较并记录患肢不同平面的周径，注意固定测量部位，以便进行对比。

3. 饮食护理

宜进食低脂、富含纤维素的食物，以保持大便通畅，尽量避免因排便困难引起腹内压增高而影响下肢静脉回流。

(二) 术后护理

1. 病情观察

观察生命体征的变化；观察伤口敷料有无出血、渗血；观察患肢远端皮肤的温度、色泽、感觉和脉搏强度，以判断术后血管的通畅程度、肿胀消退情况等。

2. 体位

患肢宜高于心脏平面 20 ~ 30cm，膝关节微屈，可行足背伸屈运动。恢复期患者逐渐增加活动量，以促进下肢深静脉再通和侧支循环的建立。

3. 用药护理

遵医嘱应用抗凝、溶栓、祛聚、抗感染等药物对症治疗。药物治疗期间避免碰撞及跌倒，用软毛刷刷牙，观察有无出血倾向。

4. 并发症的观察与护理

(1) 出血。是抗凝、溶栓最严重的并发症。因此，在应用抗凝血药物期间，观察患者有无创口渗血或血肿，有无牙龈、消化道或泌尿道出血等抗凝过度的现象，发现异常立即报告医生，并遵医嘱予以鱼精蛋白或维生素 K，静脉注射，必要时输血。

(2) 肺动脉栓塞。若患者出现呼吸困难、胸闷、胸痛、血压下降等异常情况，提示可能发生肺动脉栓塞，立即嘱患者平卧，避免深呼吸、咳嗽及剧烈翻动，同时给予高浓度氧气吸入，并报告医生、配合抢救。

第六章　骨外科疾病诊疗与护理

第一节　常见四肢骨折

一、肱骨干骨折

肱骨干骨折是发生在肱骨外科颈下 1～2cm 至肱骨髁上 2cm 段内的骨折。在肱骨干中下 1/3 段后外侧有桡神经沟，此处骨折容易发生桡神经损伤。

(一) 临床表现

1. 症状

患侧上臂出现疼痛、肿胀、畸形、皮下瘀斑和上肢活动障碍。

2. 体征

患侧上臂反常活动，骨摩擦感 / 骨擦音。若合并桡神经损伤，可出现患侧垂腕畸形，各手指掌指关节不能背伸，拇指不能伸直，前臂旋后障碍，手背桡侧皮肤感觉减退或消失。

(二) 辅助检查

X 线检查可确定骨折的类型、移位方向。

(三) 处理原则

1. 手法复位外固定

手法复位后比较稳定的骨折可用 U 形石膏固定。中、下段长斜形或长螺旋形骨折因不够稳定，可采用上肢悬垂石膏固定。宜采用轻质石膏，以免因重量太大而导致骨折端分离。

2. 切开复位内固定

在切开直视下骨折复位后，用外固定支架或加压钢板螺钉内固定，也可用带锁髓内针固定骨折部位。内固定物可在半年后取出，若无不适也可不取。对于有桡神经损伤者应术中探查神经，若完全断裂可一期修复桡神经。若为挫伤则切开神经外膜，减轻神经继发性病理改变。

(四) 护理措施

1. 局部制动

用吊带或三角巾将患肢托起，以促进静脉回流，减轻肢体肿胀疼痛。

2. 功能锻炼

无论手法复位或切开复位，复位固定后均应尽早开始手指屈伸活动，并进行上臂肌肉的主动舒缩运动，但禁止做上臂旋转运动。2~3周后，开始腕、肘关节屈伸主动活动和肩关节外展、内收活动，逐渐增加活动量和活动频率。6~8周后加大活动量，并做肩关节旋转活动，以防肩关节僵硬或萎缩。在锻炼过程中，要随时检查骨折对位、对线及愈合情况，还可配合理疗和中医治疗等。

二、肱骨髁上骨折

肱骨髁上骨折是指肱骨干与肱骨髁交界处发生的骨折。肱骨髁上骨折多发生于10岁以下儿童，占小儿肘部骨折的30%~40%。在肱骨髁内、前方有肱动脉和正中神经，肱骨髁的内侧和外侧分别有尺神经和桡神经，骨折断端向前移位或侧方移位时可损伤相应神经和血管。在儿童期，肱骨下端有骨骺，若骨折线穿过骺板有可能影响骨骺发育，导致肘内翻或外翻畸形。

(一) 临床表现

1. 症状

受伤后肘部出现疼痛、肿胀和功能障碍，肘后凸起，患肢处于半屈曲位，可有皮下瘀斑。

2. 体征

局部明显压痛和肿胀，有骨摩擦音及反常活动，肘部可扪及骨折断端，肘后三角关系正常。若肱动脉挫伤或受压，可有前臂缺血表现。若正中神经、尺神经或桡神经受损，可有手臂感觉异常和运动功能障碍。屈曲型骨折时，由于肘后方软组织较少，骨折断端锐利，骨折端可刺破皮肤形成开放性骨折。

(二) 辅助检查

肘部正、侧位 X 线检查能够确定骨折的存在并判断骨折移位情况。

(三) 处理原则

1. 手法复位外固定

对受伤时间短、局部肿胀轻、没有血液循环障碍者，可进行手法复位外固定。复位后用后侧石膏托在屈肘位固定 4 ~ 5 周。

2. 切开复位内固定

手法复位困难、复位失败或有神经血管损伤者在切开直视下复位后用交叉克氏针做内固定。

3. 功能锻炼

复位固定后应严密观察肢体血液循环及手的感觉、运动功能，同时进行功能锻炼。

4. 并发症处理

若确定患肢存在骨筋膜室高压，应紧急手术，切开前臂掌、背侧深筋膜，充分减压，辅以脱水剂、扩张血管药等治疗，则可能预防前臂缺血性肌挛缩的发生。儿童期骨折者应尽量达到解剖复位。若出现肘内翻或外翻畸形，不严重者可在儿童生长发育过程中逐渐纠正。若随着生长发育，畸形有加重趋势并有功能障碍，可在 12 ~ 14 岁时做肱骨下端截骨矫正术。

(四) 护理措施

1. 病情观察

观察患肢感觉、运动功能，观察石膏绷带或夹板固定的松紧度，必要时及时调整松解。若患肢疼痛进行性加重，被动牵拉患肢剧痛，患肢明显肿胀、颜色改变、脉搏减弱等，应警惕是否发生了骨筋膜室综合征。若患儿不能清晰主诉疼痛症状，可指导家长参与观察和护理。

2. 局部制动

抬高患肢，或用吊带或三角巾将患肢托起。

3. 功能锻炼

无论手法复位或切开复位，骨折复位固定后均应尽早开始上臂肌肉的主动舒缩运动，如握拳和伸指活动，有利于减轻水肿。4 ~ 6 周后 X 线片证实骨折愈合良好，外固定解除，开始肘关节屈伸活动。手术切开复位且内固定稳定者，术后 2 周即可开始肘关节活动。

三、前臂双骨折

尺桡骨干双骨折较多见，以青少年多见。因骨折后常伴随复杂的移位，复位十分困难，易发生骨筋膜室综合征。

(一) 临床表现

1. 症状

患侧前臂出现疼痛、肿胀、畸形及功能障碍。

2. 体征

反常活动、骨摩擦音或骨擦感。尺骨上 1/3 骨干骨折可合并桡骨小头脱位，称为孟氏骨折。桡骨干下 1/3 骨折合并尺骨小头脱位，称为盖氏骨折。

(二) 辅助检查

X 线检查应包括肘关节或腕关节，可发现骨折的准确部位、骨折类型、移位方向以及是否合并有桡骨头脱位或尺骨小头脱位。

(三) 处理原则

1. 手法复位外固定

除了要达到良好的对位、对线以外，应特别注意防止畸形和旋转，以免发生尺骨桡骨交叉愈合，影响旋转功能。复位成功后可采用上肢前、后石膏夹板固定，待肿胀消退后改为上肢管形石膏固定，一般 8～12 周可达到骨性愈合。

2. 切开复位内固定

在切开直视下准确对位，用加压钢板螺钉固定或髓内钉固定，可不用外固定。

(四) 护理措施

1. 病情观察

观察石膏绷带或夹板固定的松紧度，必要时及时调整松解，以免神经、血管受压，影响有效组织灌注。

2. 局部制动

用吊带或三角巾将患肢托起，支持并保护患肢复位后体位，防止腕关节旋前或旋后。

3. 功能锻炼

无论手法复位或切开复位，复位固定后均应进行上臂和前臂肌肉的主动舒缩运动，如握拳和手指屈伸活动。2 周后局部肿胀消退，开始腕关节活动。4 周以后开始练习肘关节和肩关节活动。8～10 周后 X 线检查证实骨折已愈合，可进行前臂旋转活动。

四、桡骨远端骨折

桡骨远端骨折是指距桡骨远端关节面3cm以内的骨折，常见于有骨质疏松的中老年女性。

(一) 临床表现

1. 症状

患侧腕关节局部疼痛、皮下瘀斑、肿胀和功能障碍。

2. 体征

腕部压痛明显，腕关节活动受限。伸直型骨折从侧面看腕关节呈"银叉"畸形，从正面看呈"枪刺样"畸形。屈曲型骨折者腕部出现下垂畸形。

(二) 辅助检查

X线检查可见腕部典型移位。骨折还可合并下尺桡关节损伤、尺骨茎突骨折和三角纤维软骨损伤。

(三) 处理原则

1. 手法复位外固定

对伸直型骨折者行手法复位后，在旋前、屈腕、尺偏位用石膏绷带固定前臂。2周后水肿消退，在腕关节中立位改用石膏托或前臂管形石膏继续固定。屈曲型骨折的处理原则基本相同，复位手法相反。

2. 切开复位内固定

严重粉碎骨折移位明显、手法复位失败或复位后外固定不能维持复位者，可行切开复位内固定。

(五) 护理措施

1. 病情观察

观察石膏绷带或夹板固定的松紧度，前臂血液循环情况、肿胀程度和感觉、运动功能。

2. 局部制动

支持并保持患肢在复位后体位。

3. 功能锻炼

无论手法复位或切开复位，复位固定后均应尽早开始手指伸屈和用力握拳活动，并进行前臂肌肉舒缩运动。4~6周后可去除外固定，逐渐开始腕关节活动。

五、股骨颈骨折

股骨颈骨折多发生在中老年人，以女性多见，占成人骨折的3.6%，占髋部骨折的48%~54%。随着医学技术的进步，股骨颈骨折的治疗效果显著提高，但骨折不愈合和股骨头缺血性坏死的发生率仍较高。

(一)临床表现

1.症状

中老年人有跌倒外伤史，伤后感髋部疼痛和活动受限，不能站立和行走。部分外展嵌插型骨折患者受伤后只有髋部轻微疼痛，仍能负重行走，但数日后髋部疼痛逐渐加重，活动后更疼，甚至完全不能行走，提示可能由受伤时的稳定骨折发展为不稳定骨折。

2.体征

内收型骨折患者可有患肢缩短，出现45°~60°的外旋畸形。患者患处局部压痛和轴向叩击痛，较少出现髋部肿胀和瘀斑。

(二)辅助检查

髋部正侧位X线检查可明确骨折的部位、类型和移位情况，是选择治疗方法的重要依据。

(三)处理原则

1.非手术治疗

适用于年龄过大，全身情况差，或合并有严重心、肺、肾、肝等功能障碍者。应尽早预防和治疗全身并发症，待全身情况允许后尽快手术治疗。对于24小时内可完成手术的患者，可穿防旋鞋；24小时内不能完成者应行下肢外展中立位皮牵引或胫骨结节牵引，牵引重量为体重的1/11~1/7。

2.手术治疗

手术治疗是绝大多数患者首选的治疗方式。

(1)闭合复位内固定。对所有类型股骨颈骨折患者均适用。闭合复位成功后，在股骨外侧打入多根空心拉力螺纹钉内固定或动力髋螺钉固定。

(2)切开复位内固定。对于手法复位失败，或固定不可靠，或青壮年患者的陈旧骨折不愈合的情况，可在切开直视下进行复位和内固定。

（3）人工关节置换术。对全身情况良好，预期寿命比较长的 Garden Ⅲ 型和 Ⅳ 型股骨颈骨折患者，可选择全髋关节置换术。对全身情况差，合并症多，预期寿命比较短的老年患者选择半髋关节置换术。

（四）护理措施

1. 非手术治疗护理 / 术前护理

（1）搬运。尽量减少搬运或移动患者。搬运时将髋关节与患肢整个平托起，防止关节脱位或骨折断端移位造成新的损伤。

（2）体位。保持患肢外展中立位，即平卧时两腿分开，腿间放枕头，脚尖向上或穿丁字鞋。卧床期间不可侧卧，不可使患肢内收，坐起时不能交叉盘腿，以免发生骨折移位。

（3）牵引护理。病情观察、保持牵引的有效性、预防牵引针眼感染、预防神经和血管损伤及功能锻炼等。一般牵引 6 ~ 8 周后复查 X 线，若无异常可去除牵引后在床上坐起。3 个月后骨折基本愈合，可扶双拐患肢不负重下活动。6 个月后根据骨折愈合情况决定是否拄拐或使用助行器行走。

（4）功能锻炼。指导患肢股四头肌等长收缩、踝关节和足趾屈伸旋转运动，以防下肢深静脉血栓形成、肌肉萎缩和关节僵硬。在锻炼患肢的同时，指导患者进行双上肢及健侧下肢全范围关节活动和功能锻炼。

2. 术后护理

（1）一般护理。观察患者意识状态，做好生命体征监测、引流管护理、术后并发症护理等。

（2）体位和活动。指导患者避免髋关节屈曲超过 90°、内收超过中线和外旋。平卧时，患者患肢保持外展中立位，穿丁字鞋或持续皮牵引制动，双膝之间放软枕。避免将垫枕置于膝关节下方，以防髋关节屈曲型挛缩。翻身时，指导患者伸直术侧髋关节，两腿之间加软枕。侧卧时（遵医嘱）若患肢在上，两腿间要夹厚软枕，以防髋关节内收假体脱位。

3. 健康教育

（1）坚持功能锻炼。告知患者股骨颈骨折愈合时间较长，无论是否接受手术治疗，都需要长期、循序渐进地进行患肢功能锻炼。学习正确使用双拐或助行器，活动时注意安全。

（2）预防关节脱位。人工髋关节置换术后 3 个月内，指导患者避免患肢过度内收、外旋和屈髋（不超过 90°），禁坐矮凳、软沙发、盘腿、蹲位排便、跷二郎腿、避免过度弯腰、俯身捡东西、穿袜提鞋等动作，以防关节脱位。

（3）定期复查。一般术后2周伤口拆线，术后3个月、6个月、1年来院复查，之后每年复查1次。在此期间，若出现置换关节部位红肿热痛、切口异常渗液，可能发生了假体感染。若发现患肢疼痛、缩短、活动受限，要警惕是否发生了关节脱位，应及时就诊。

六、股骨干骨折

股骨干骨折是指股骨转子以下、股骨髁以上部位的骨折。股骨干骨折约占全身各类骨折的2.2%，多见于青壮年。股骨是人体最粗、最长、承受应力最大的管状骨。全股骨的抗弯强度与铸铁相近，弹性比铸铁更好。因此，股骨需遭受强大暴力才能发生股骨干骨折，同时也使骨折后的愈合与重塑时间延长。股骨干血运丰富，一旦骨折常有大量失血，甚至可导致失血性休克。股骨部肌群是支持膝关节屈伸活动的重要结构。导致股骨干骨折的暴力也可损伤周围肌肉和筋膜，加之出血后血肿机化、粘连和骨折固定等因素，可使肌肉功能发生障碍，导致膝关节屈伸活动受限。

（一）临床表现

1. 症状

患肢疼痛、肿胀，远端肢体异常扭曲，不能站立和行走。

2. 体征

单一股骨干骨折因失血量较多，可能出现休克前期表现；若合并多处骨折，或双侧股骨干骨折，甚至可以出现休克表现。股骨下1/3骨折时远折端向后移位，可损伤腘动脉、腘静脉、胫神经或腓总神经，出现远端肢体相应的血液循环、感觉和运动功能障碍。

（二）辅助检查

正、侧位X线检查可明确骨折的准确部位、类型和移位情况。

（三）处理原则

1. 非手术治疗

3岁以下儿童采用垂直悬吊皮肤牵引，即将双下肢向上悬吊，牵引重量应使臀部离开床面有患儿一拳大小的距离。针对成人和3岁以上儿童的股骨干骨折，近年来多采用手术内固定治疗。若存在手术禁忌证，则在骨折闭合复位后采用持续牵引，一般需持续牵引8～10周。

2.手术治疗

成人股骨干骨折手术多采用钢板、带锁髓内钉固定。儿童股骨干骨折多采用弹性钉内固定。

(四) 护理措施

1.病情观察

由于股骨干骨折失血量较大，应观察患者有无脉搏增快、皮肤湿冷、血压下降等低血容量性休克表现。因骨折可损伤下肢重要神经或血管，应观察患肢血液供应，如足背动脉搏动和毛细血管充盈情况，并与健肢比较，同时观察患肢是否出现感觉和运动功能障碍等。一旦出现异常，及时报告医师并协助处理。在牵引的过程中，要定时测量肢体长度，并进行床旁 X 线检查，以便了解牵引力是否足够。若牵引力过大，导致过度牵引，骨折端出现间隙，将会发生骨折延迟愈合或不愈合。

2.牵引护理

病情观察、保持牵引的有效性、预防牵引针眼感染、预防神经和血管损伤及功能锻炼等。

3.功能锻炼

卧床期间，患肢复位固定后应加强股四头肌等长收缩运动，并活动足部、踝关节和小腿，以预防肌肉萎缩、关节僵硬和深静脉血栓形成。在 X 线检查证实有牢固的骨愈合后，可逐渐下床活动。

七、胫腓骨干骨折

胫腓骨干骨折指胫骨平台以下至踝以上部分发生的骨折。胫腓骨干骨折是长骨骨折中最常见的一种，占全身骨折的 4%。

(一) 临床表现

1.症状

患肢局部疼痛、肿胀，不敢站立和行走。

2.体征

患者可有反常活动和明显畸形。由于胫腓骨表面的皮肤和组织薄弱，骨折常合并软组织损伤，成为开放性骨折，可见骨折端外露。胫骨上 1/3 骨折可致胫后动脉损伤，引起下肢严重缺血甚至坏死。胫骨骨折后，由于骨折断端出血、血肿或水肿，可引起骨筋膜室综合征，胫前区和腓肠肌区张力增加，肌肉缺血坏死，后期可发生缺血性肌挛缩，将严重影响下肢功能。胫骨下 1/3 段骨折由于血运差，软组织覆盖少，容易发生延迟愈合或不愈合。腓骨颈有移位的骨折可损伤腓总神经，出现相应感觉和运动功能障碍。骨折后期，若骨折对位对线不良，使胫骨上、下两端的关节面失去平行，改变了关节的受力面，易发生创伤性关节炎。

（二）辅助检查

X 线检查包括膝关节和踝关节，可确定骨折的部位、类型和移位情况。

（三）处理原则

治疗目的是矫正畸形，恢复胫骨上、下关节面的平行关系，恢复肢体长度。

1. 非手术治疗

无移位骨折、稳定的胫腓骨干横形骨折或短斜形骨折可在手法复位后用石膏固定，10～12 周可扶拐部分负重行走。单纯胫骨干骨折由于有完整腓骨的支撑，多无明显移位，石膏固定 10～12 周后可下地活动。单纯腓骨干骨折若不伴上、下胫腓联合分离，也无须特殊治疗，为减轻下地时的疼痛，石膏固定 3～4 周。

2. 手术治疗

不稳定的胫腓骨干双骨折采用微创或切开复位，可选择钢板螺钉或髓内针固定，手术 4～6 周后可扶双拐部分负重行走。对损伤严重的开放性胫腓骨干双骨折，应彻底清创，并行切开复位内固定。

（四）护理措施

1. 病情观察

观察患者意识和生命体征，患肢固定和愈合情况，患肢远端肤色、皮温、脉搏搏动、血液循环、感觉和运动等。对石膏固定等患者，还应密切观察患肢末梢血液循环情况，检查局部包扎有无过紧等。

2. 功能锻炼

复位固定后尽早开始趾间和足部关节的屈伸活动，做股四头肌等长舒缩运动以及髌骨的被动活动。去除外固定后遵医嘱进行踝关节和膝关节的屈伸练习和髋关节各种运动，逐渐下地行走。

第二节　脊柱骨折

脊柱骨折包括颈椎、胸椎、胸腰段及腰椎的骨折，占全身骨折的 5%～6%，以胸腰段骨折多见。脊柱骨折可以并发脊髓或马尾神经损伤，特别是颈椎骨折脱位合并有脊髓损伤者可达70%，往往能严重致残甚至致命。

每块脊椎骨分为椎体与附件两部分。从解剖结构和功能上讲，整个脊柱可以被分成前柱、中柱和后柱。其中，中柱和后柱包裹了脊髓和马尾神经，此处损伤可以累及神经系统，特别是中柱的损伤，碎骨片和髓核组织可以突入椎管的前半部导致脊髓损伤，因此，对每个脊柱骨折患者都必须了解有无中柱损伤。

一、临床表现

(一) 症状

1. 局部疼痛

颈椎骨折者可有头颈部疼痛，不能活动。胸腰椎损伤后，因腰背部肌肉痉挛、局部疼痛，患者站立及翻身困难，或站立时腰背部无力，疼痛加重。

2. 腹痛、腹胀

腹膜后血肿刺激了腹腔神经节，使肠蠕动减慢，常出现腹痛、腹胀甚至肠麻痹等症状。

3. 其他

伴有脊髓损伤者可有四肢或双下肢感觉和运动障碍。患者还可伴有颅脑、胸、腹部和盆腔脏器等损伤，出现相应的症状。

(二) 体征

1. 局部压痛和肿胀

后柱损伤时中线部位有明显压痛，局部肿胀。

2. 活动受限和脊柱畸形

颈、胸、腰段骨折患者常有活动受限，强迫体位，胸腰段脊柱骨折时常可摸到后凸畸形。

二、辅助检查

(一) X 线检查

有助于明确骨折的部位、类型和移位情况。

(二) CT

压痛区域的 CT 及三维重建。必要时可拍摄脊柱全长 CT 三维重建。

(三) MRI

有助于观察和确定脊髓、神经、椎间盘及韧带损伤的程度和范围。

(四) 其他

如超声检查腹膜后血肿，电生理检查四肢神经情况等。

三、处理原则

(一) 急救处理

脊柱骨折患者伴有颅脑、胸、腹腔脏器损伤或并发休克时首先处理紧急问题，抢救生命。待病情稳定后再处理脊柱骨折。

(二) 颈椎损伤治疗

对稳定性颈椎骨折脱位、压缩或移位较轻者，应卧床休息，并采用颅骨牵引、Halo 架固定等非手术治疗。对有神经症状、骨折块挤入椎管内以及不稳定性骨折等损伤严重者须手术治疗。

(三) 胸腰椎损伤治疗

Vaccaro 等提出了胸腰椎骨折分型和严重程度评分，即 TLICS 评分系统。此评分系统针对骨折 3 个方面的特点分别赋分。①损伤形态：压缩 1 分，爆裂 2 分，平移/旋转 3 分，分离 4 分。②后方韧带复合体完整性：无损伤 0 分，可疑/不确定 2 分，损伤 3 分。③神经损伤情况：无损伤 0 分，神经根损伤 2 分，完全性脊髓/圆锥损伤 2 分，不完全性脊髓/圆锥损伤 3 分，马尾神经损伤 3 分。所有项目得分相加即为 TLICS 评分。TLICS 评分 ≥ 5 分者建议手术治疗，4 分者可以手术或非手术治疗，≤ 3 分者建议非手术治疗。另外，高龄骨质疏松患者因轻微外伤引起的压缩性骨折多采用微创手术治疗。

(四) 腰背肌锻炼

利用背伸肌的肌力和背伸姿势使脊柱过伸，借助椎体前方的前纵韧带和椎间盘纤维环的张力，使压缩的椎体自行复位，恢复原状。

四、护理措施

(一) 急救搬运

对疑有脊柱骨折者应尽量避免移动。若确实需要搬运，可采用平托法或滚动法移至硬担架、木板或门板上。前者是将患者平托至担架上；后者是使患者身体保持平直状态，整体滚动至担架上。无论采用何种搬运方法，都应让患者保持脊柱中立位。严禁 1 人抬头 1 人抬脚，或用搂抱的搬运方法，以免因增加脊柱弯曲而使碎骨片挤入椎管，从而造成或加重脊髓损伤。颈椎损伤者需有专人托扶头部并沿纵轴向上略加牵引，搬运后用沙袋或折好的衣服放在颈部两侧以固定头颈部。

(二) 病情观察

严密观察患者生命体征、神经系统症状、伤口引流等变化情况，及时发现术后并发症并通知医师处理。若患者受伤平面以下肢体感觉、运动、反射和括约肌功能部分或全部丧失，可能发生了脊髓损伤。若引流液异常增多，或引流出血性液，可能发生了脑脊液漏或活动性出血。颈椎手术患者若颈部增粗，呼吸困难甚至窒息，可能发生了颈深部血肿。

(三) 体位与翻身

患者一般卧床休息，患肢保持关节功能位，防止关节屈曲、过伸或过展。为避免压力性损伤，应定时翻身。翻身时采用轴线翻身法，即患者头部、肩部、背部和臀部在一条直线上，保持脊柱中立位。胸腰段骨折者双臂交叉胸前，两护士分别托扶患者肩背部和腰腿部翻至侧卧位；颈段骨折者还需一人托扶头部，使其与肩部同时翻动。患者自行翻身时应先挺直腰背部再翻身，以利用绷紧的躯干肌肉形成天然内固定夹板。教会患者及家属正确使用颈托、腰围、支架等支具。卧床期间可不佩戴支具。但当患者坐起、站立时应先佩戴支具再起床。颈椎损伤患者卧床时，头两侧放置沙袋以保持头部制动，翻身时需佩戴颈托。

(四) 功能锻炼

遵医嘱指导和鼓励患者早期开始腰背部肌肉锻炼，如臀部离开床面左右移动、五点支撑法、四点支撑法、三点支撑法、飞燕点水等。锻炼过程应循序渐进，直到可以正常下床活动。此外，还应定时进行全身各个关节的全范围被动或主动活动，每日数次，以促进血液循环，预防关节僵硬和肌肉萎缩。

第三节　骨盆损伤

骨盆为环形结构，是由两侧的髂、耻、坐骨经 Y 形软骨融合而成的 2 块髋骨和 1 块骶尾骨，经前方耻骨联合和后方的骶髂关节构成的坚固骨环。骨盆骨折常合并静脉丛和动脉大量出血，以及盆腔内脏器的损伤。

一、临床表现

(一) 症状

患者髋部肿胀、疼痛，不敢坐起或站立，多数患者存在严重的多发伤。有大出血或严重内脏损伤者可有休克早期表现。

(二) 体征

（1）骨盆分离试验与挤压试验阳性。检查者双手交叉撑开两髂嵴，骨折的骨盆前环产生分离，如出现疼痛即为骨盆分离试验阳性。检查者用双手挤压患者的两髂嵴，伤处出现疼痛为骨盆挤压试验阳性。在做上述 2 项检查时偶尔会听到骨擦音。

（2）肢体长度不对称。用皮尺测量胸骨剑突与两髂前上棘之间的距离，骨盆骨折向上移位的一侧长度较短。也可测量脐孔与两侧内踝尖端的距离。

（3）会阴部瘀斑。是耻骨和坐骨骨折的特有体征。

二、辅助检查

X 线检查可显示骨折类型及骨折块移位情况。CT 检查可更清晰地观察骶髂关节情况。CT 三维重建可更加立体直观地显示骨折类型和移位方向。超声检查可筛查腹盆腔脏器损伤情况。

三、处理原则

原则是先处理休克和各种危及生命的合并症，再处理骨折。

(一) 急救处理

骨盆骨折可伴发盆腔内血管损伤，应严密监测患者的生命体征，尤其脉搏变化，因其比血压变化更快更敏感。遵医嘱在上肢或颈部快速建立输血补液通道。视病情尽快完成 X 线和 CT 检查，并确定有无其他合并损伤。嘱患者自主排尿或导尿，判断有无泌尿系统损伤。协助医师进行诊断性腹腔穿刺，判断有无腹腔内脏器破裂。

(二) 非手术治疗

(1) 卧床休息。骨盆边缘性骨折、骶尾骨骨折和骨盆环单处骨折无移位时，可不做特殊处理，卧床休息 3 ~ 4 周。

(2) 牵引。单纯性耻骨联合分离且较轻者可用骨盆兜带悬吊固定。此法不适用于侧方挤压损伤导致的耻骨支横形骨折。但由于治疗时间较长，目前大都主张手术治疗。

(3) 手法复位。对有移位的尾骨骨折，可将手指插入肛门内，将骨折片向后推挤复位，但易再移位。

(三) 手术治疗

对骨盆环双处骨折伴骨盆变形者，多主张手术复位及内固定，必要时加上外固定支架。骨盆骨折脱位微创手术是骨盆损伤治疗的发展趋势，能明显减少手术并发症的发生，并降低死亡率。导航技术的应用提高了微创手术的成功率。骶 1 椎弓根轴位 X 线投照和置钉方法提高了骶髂螺钉置入的安全性。

四、护理措施

(一) 急救处理

有危及生命的并发症时应先抢救生命，对休克患者先进行抗休克治疗，然后处理骨折。

(二) 体位和活动

卧床休息期间，髂前上、下棘撕脱骨折可取髋、膝屈曲位；坐骨结节撕脱骨折者应取大腿伸直、外旋位；骶尾骨骨折者可在骶部垫气圈或软垫。协助患者更换体位，骨折愈合后才可患侧卧位。长期卧床者需练习深呼吸，进行肢体肌肉等长收缩训练。允许下床后，可使用助行器或拐杖，以减轻骨盆负重。

(三) 骨盆兜带悬吊牵引的护理

骨盆兜带用厚帆布制成，其宽度上抵髂骨翼，下达股骨大转子，依靠骨盆挤压合拢的力量，使耻骨联合分离复位。选择宽度适宜的骨盆兜带，悬吊重量以将臀部抬离床面为宜，不要随意移动，保持兜带平整，排便时尽量避免污染兜带。

(四) 并发症的护理

骨盆骨折常伴有严重并发症，如腹膜后血肿、盆腔内脏损伤和神经损伤等。这些并发症常较骨折本身更为严重，因此，应进行重点观察和护理。

1. 腹膜后血肿

骨盆各骨主要为松质骨，邻近又有许多动脉和静脉丛，血液循环丰富。骨折后巨大血肿可沿腹膜后疏松结缔组织间隙蔓延至肾区或膈下，患者可有腹痛腹胀等腹膜刺激症状。大出血可造成失血性休克，甚至造成患者迅速死亡。护士应严密观察生命体征和意识变化，立即建立静脉输液通路，遵医嘱输血输液，纠正血容量不足。若经抗休克治疗仍不能维持血压，应配合医师及时做好手术准备。

2. 盆腔内脏损伤

尿道的损伤远比膀胱损伤多见。耻骨支骨折移位容易引起尿道损伤、会阴部撕裂，可造成直肠损伤或阴道壁撕裂。直肠破裂如发生在腹膜反折以上，可引起弥漫性腹膜炎；如在反折以下，则可发生直肠周围感染。注意观察有无血尿、无尿或急性腹膜炎等表现。遵医嘱禁食补液，合理应用抗生素。由于行直肠修补术时还需做临时结肠造瘘，因此，应做好造瘘口护理。

3. 神经损伤

主要是腰骶神经丛与坐骨神经损伤。观察患者是否有括约肌功能障碍、下肢某些部位感觉减退或消失、肌肉萎缩无力或瘫痪等表现，发现异常及时报告医师。

4. 脂肪栓塞与静脉栓塞

脂肪栓塞与静脉栓塞是患者死亡的主要原因之一，发生率可高达35%～50%，有症状性肺栓塞发生率为2%～10%。由于下肢长时间制动、静脉血液回流缓慢以及创伤导致的血液高凝状态等，易导致下肢深静脉血栓形成；骨盆内静脉丛破裂以及骨髓腔被破坏，骨髓脂肪溢出随破裂的静脉窦进入血液循环，引起肺、脑、肾等部位的脂肪栓塞。如患者突然出现胸痛、胸闷、呼吸困难、咳嗽、咯血、烦躁不安甚至晕厥时，应警惕肺栓塞的发生。

参考文献

[1] 朱广勇.外科常见病手术治疗与麻醉 [M].青岛：中国海洋大学出版社，
2023.

[2] 刘丛丛.外科疾病诊断治疗与护理 [M].成都：四川科学技术出版社，2023.

[3] 王海峰.外科疾病诊疗与临床护理 [M].沈阳：辽宁科学技术出版社，2022.

[4] 章海霞.常见疾病临床诊疗与护理技术 [M].长春：吉林科学技术出版社，
2022.

[5] 张文涛.实用外科常见疾病诊治 [M].青岛：中国海洋大学出版社，2022.

[6] 王兴源.临床外科疾病诊治实践与护理 [M].长沙：湖南科学技术出版社，
2022.

[7] 李丛言.临床常见疾病诊治与护理 [M].西安：西安交通大学出版社，2022.

[8] 宋丽娜.现代临床各科疾病护理 [M].北京：中国纺织出版社，2022.

[9] 张秀云.临床外科诊疗与护理技能 [M].长春：吉林科学技术出版社，2022.

[10] 周保国.临床心血管外科疾病诊疗与护理 [M].北京：科学技术文献出版社，
2021.

[11] 尉伟.常见疾病诊疗与临床护理 [M].广州：世界图书出版广东有限公司，
2021.

[12] 黄朔.常见外科疾病诊疗学 [M].重庆：重庆大学出版社，2021.

[13] 徐冬.实用临床外科疾病综合诊疗学 [M].青岛：中国海洋大学出版社，
2021.

[14] 刘西禄.临床外科诊疗与监护指南 [M].长春：吉林科学技术出版社，2021.

[15] 章志霞.现代临床常见疾病护理 [M].北京：中国纺织出版社，2021.

[16] 董理鸣.实用泌尿外科疾病的诊治与临床护理 [M].北京：中国纺织出版社，
2021.

[17] 张莉.临床外科疾病诊治与护理 [M].北京：科学技术文献出版社，2021.

[18] 张艳飞.外科诊疗与医学护理实践研究 [M].汕头：汕头大学出版社，2021.

[19] 王月利.常见外科疾病诊治实践与护理 [M].北京：科学技术文献出版社，
2021.

[20] 吴修峰. 现代外科疾病诊疗与护理 [M]. 沈阳：沈阳出版社，2020.

[21] 张士荣. 外科疾病诊疗护理与康复 [M]. 成都：四川科学技术出版社，2020.

[22] 倪强. 外科疾病诊疗学 [M]. 天津；天津科学技术出版社，2020.

[23] 刘秦鹏. 现代临床外科疾病诊断与治疗 [M]. 天津：天津科学技术出版社，2020.

[24] 尹玉梅. 实用临床常见疾病护理常规 [M]. 青岛：中国海洋大学出版社，2020.